# はじめての減酒治療

[編著] 樋口進
久里浜医療センター
名誉院長・顧問

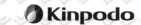 Kinpodo

JN118347

**編集**

樋口　進　　国立病院機構　久里浜医療センター　名誉院長・顧問

**執筆** (執筆順)

樋口　進　　国立病院機構　久里浜医療センター　名誉院長・顧問
湯本洋介　　国立病院機構　久里浜医療センター　精神神経科 医長
吉本　尚　　筑波大学医学医療系 地域総合診療医学 准教授
田中　完　　神栖産業医トレーニングセンター　統括指導医
倉持　穣　　さくらの木クリニック秋葉原　院長

# 序

　最近，一部のアルコール依存症者に減酒の可能性が示唆され，減酒治療を行っている医療機関が増えてきた．また，2019年から減酒を目的とする治療薬であるナルメフェンが使用可能となり，減酒治療に拍車がかかっている．筆者の知る限り，最初の減酒外来は久里浜医療センターで開設された．本書の分担執筆者である湯本洋介先生が，減酒外来の先駆者として，臨床経験を積み重ねてきている．内科の分野で減酒外来を早期に始めたのは吉本尚先生である．一般病院での実践が大学から理解とサポートを得て，現在，先生は筑波大学附属病院で減酒外来を展開している．一方，クリニックでの減酒治療の先駆者は，さくらの木クリニック秋葉原の倉持穣先生である．先生は依存症の減酒の可能性に早くから着目し，東京のオフィス街で減酒治療を行ってきている．本書は，これら各分野の先駆者に減酒外来について執筆していただいた．内容は，依存症も含めたアルコール使用障害の概要，減酒の方法，ナルメフェンの作用機序・有効性・副作用，減酒で注意すべき疾患，専門医療機関やクリニックでの減酒外来の実際などである．また，依存症のみならず多量飲酒者の減酒に関して職域は重要である．田中完先生には，職域と減酒外来の連携について執筆いただいた．先生は産業医として長きにわたり，職員の飲酒問題に積極的に取り組んでこられている．

　減酒治療はある意味で魅力的である．患者の受診のハードルを下げ，いわゆる治療ギャップを埋める効果があるだろう．しかし，アルコール依存症治療の大原則は断酒の達成とその維持であることを忘れてはならない．断酒が最も安全かつ安定的な治療目標である．減酒治療を患者のアルコール依存度や関連問題の程度を考慮せずに実施するのは危険である．本書は，そのような点についても，実践に基づく情報を提供している．減酒治療に関しては，未だエビデンスの蓄積が非常に乏しい．本書がこの部分を補い，減酒治療や指導を始める，または疑問を抱えながら既に実践している医療者の道標として使用されることを願う．

令和5年5月吉日

独立行政法人国立病院機構　久里浜医療センター

樋口　進

# 目次

減酒外来の意義　　　　　　　　　　　　　　　　　　[樋口　進] 1

　なぜ減酒か　　　　　　　　　　　　　　　　　　　　　　　　　1

　減酒外来の始まり　　　　　　　　　　　　　　　　　　　　　　2

　減酒外来がもたらしたもの　　　　　　　　　　　　　　　　　　3

　今後の課題　　　　　　　　　　　　　　　　　　　　　　　　　4

## I　総論　　　　　　　　　　　　　　　　　　　　　5

1章　アルコール使用障害と減酒　　　　　　　　　　[湯本洋介] 6

　1　アルコール使用障害について　　　　　　　　　　　　　　　6

　　1.1　アルコール依存症（ICD-10）とアルコール使用障害（DSM-5）　6

　　1.2　アルコール使用が及ぼす健康問題について　　　　　　　　7

　　1.3　日本におけるアルコール消費の動向　　　　　　　　　　10

　2　減酒について　　　　　　　　　　　　　　　　　　　　　13

　　2.1　アルコール依存症への減酒の適用の歴史的変遷　　　　　13

　　2.2　ブリーフインターベンションの活用　　　　　　　　　　14

　　2.3　各国ガイドラインの対応　　　　　　　　　　　　　　　15

　　2.4　断酒一辺倒に陥らないことの利点　　　　　　　　　　　16

　　2.5　減酒により改善が期待される項目　　　　　　　　　　　17

　　2.6　ハームリダクションの観点から　　　　　　　　　　　　17

2章　軽度アルコール依存に対する介入療法　　　　　[湯本洋介] 21

　1　軽度アルコール依存の治療目標　　　　　　　　　　　　　21

　2　心理介入法 BRENDA について　　　　　　　　　　　　　23

　　2.1　生物心理社会的評価　　　　　　　　　　　　　　　　　24

　　2.2　評価の結果を患者に伝える　　　　　　　　　　　　　　25

　　2.3　患者に共感的理解を示す　　　　　　　　　　　　　　　25

　　2.4　患者のニーズを共同して特定する　　　　　　　　　　　25

　　2.5　ニーズに合わせた直接的なアドバイス　　　　　　　　　26

　　2.6　アドバイスに対する患者の反応を見て必要に応じて
　　　　最良のケアに向けた調整を行う　　　　　　　　　　　　27

　3　久里浜医療センター「減酒外来」の診療　　　　　　　　　28

　　3.1　飲酒習慣の評価　　　　　　　　　　　　　　　　　　　29

　　3.2　目標設定　　　　　　　　　　　　　　　　　　　　　　32

　　3.3　減酒のための行動プラン　　　　　　　　　　　　　　　32

    3.4　飲酒記録（レコーディング）......................................33

    3.5　再診時......................................34

  4　久里浜医療センター「減酒外来」の実績......................................35

---

**3章　ナルメフェンの効果と適応，副作用**　　　　　　　［湯本洋介］37

  1　アルコール依存症の薬物療法......................................37

    1.1　断酒薬......................................37

    1.2　減酒薬の開発......................................38

  2　アルコールとオピオイド系の神経科学的基盤......................................38

  3　ナルメフェンの薬理作用......................................40

  4　ナルメフェンの海外の臨床試験について......................................40

  5　ナルメフェンの国内の治験について......................................42

    5.1　24週プラセボ対照二重盲検試験......................................42

    5.2　長期継続オープンラベル試験......................................43

  6　ナルメフェン内服によりもたらされる効果......................................47

    6.1　減酒による死亡率低下のメタアナリシスを用いたナルメフェンの効果......................................47

    6.2　ナルメフェンの費用対効果について......................................47

    6.3　ナルメフェンのQOLへの改善効果について......................................48

    6.4　ナルメフェンの肝線維化の改善効果......................................48

    6.5　プライマリケアの場でのナルメフェンの投与について......................................49

  7　日本でのナルメフェン使用の実際について......................................50

    7.1　減酒を選択できないとき......................................51

  8　まとめ......................................52

---

**4章　減酒外来で注意すべき疾患**　　　　　　　　　　　　［吉本　尚］55

  1　アルコールと肝疾患......................................56

  2　アルコールと膵疾患......................................56

  3　アルコールと高血圧......................................57

  4　アルコールと中枢神経疾患......................................58

  5　その他の注意すべき疾患や症状......................................58

    5.1　離脱症状......................................59

    5.2　睡眠障害......................................62

  6　まとめ......................................63

---

**5章　職域における減酒の意義，減酒外来との連携**　　　［田中　完］64

  1　職域における減酒の意義......................................64

    1.1　飲酒に対する好印象......................................64

    1.2　非現実的な介入......................................65

    1.3　スクリーニングの課題......................................65

　　1.4　指導の困難 ……………………………………………………………… 67
　　1.5　減酒のメリット ………………………………………………………… 68
　2　減酒外来との連携 …………………………………………………………… 69
　　2.1　健診で AUDIT ／ AUDIT-C ………………………………………… 70

# II　症例で理解する減酒外来　73

1章　専門医療機関での減酒外来　　　　　　　　　　　　　［湯本洋介］74
　症例1　職場で飲酒問題を指摘されて精神科外来を受診したケース ……… 75
　症例2　抑うつを主訴に精神科外来を受診したアルコール依存症のケース … 81
　症例3　飲酒習慣を見直すために減酒外来を受診した
　　　　　アルコール使用障害軽症例のケース ……………………………… 88
　症例4　飲酒により転倒を繰り返す高齢者のケース ……………………… 91

2章　専門クリニックでの減酒外来　　　　　　　　　　　　　［倉持　穣］95
　症例5　ブラックアウトがあり自主的に受診したケース ………………… 96
　症例6　減酒治療と断酒治療の間で揺れ動いた例 ……………………… 106

3章　産業医の介入事例　　　　　　　　　　　　　　　　　　［田中　完］116
　症例7　健康診断で肝機能異常を指摘し指導したが改善なく悪化し，3領域で
　　　　　連携した例 ………………………………………………………… 117

# Q&A　121

　Q1　どのような場合には，断酒が必要でしょうか ……………………… 122
　Q2　本人は減酒を主張，家族は断酒を主張の場合，
　　　　どうしたらよいでしょうか ………………………………………… 123
　Q3　断酒が必要な患者が減酒を試みる場合の注意点を教えてください … 124
　Q4　減酒を継続させるためのポイントを教えてください ……………… 125
　Q5　減酒目標でも，それができない場合はどうしたらよいでしょうか … 126
　Q6　減酒治療中の治療薬の使い方に関する注意点を教えてください … 127
　Q7　運転免許の取得や更新時，減酒で大丈夫でしょうか ……………… 129
　Q8　これから減酒外来を開設するときのポイントを教えてください … 130
　Q9　減酒外来の実践に必要な条件・スキルは何ですか ………………… 131
　Q10　必読の文献，論文，Web リソースなどを教えてください ……… 132

　索引 ……………………………………………………………………………… 133

# 減酒外来の意義

　アルコール依存症から回復するためには断酒の継続がもっとも安全かつ安定している．これに異論をはさむ専門家は誰もいないだろう．わが国のアルコール依存症医療は，この考え方をベースに発展してきた．改善目標としての断酒は，家族に安心感を与え，自助グループともその方向性が一致している．

　しかし，ここ10年ほどの間に，一部のアルコール依存症者には減酒も回復目標になり得ることが示唆され，それが専門家からも認められるようになってきた．とは言え，減酒治療，減酒外来はまだ緒についたばかりである．各章を執筆する湯本医師はアルコール依存症専門治療施設で減酒外来を，田中医師は職域で減酒指導を，また，吉本医師は総合病院で減酒外来を，倉持医師は精神科クリニックで減酒外来を行ってきている．本書は，この4名の先駆的な実践をまとめたものである．

## なぜ減酒か

　減酒がアルコール依存症の治療目標として認識されるようになってきたのは以下のような背景による．

　第一に日本と同様に依存症の治療目標は断酒であるべきとする代表的な国は米国である．その対極にあるのは，ヨーロッパの国々であり，以前から減酒治療が行われていた．したがって，わが国で減酒治療が始まっても

驚くに値しない．第二に，依存症の大きな治療ギャップの問題がある．本来治療を受けなければならない人のうちで，治療を受けない人の数または割合を治療ギャップと呼ぶ．

洋の東西を問わず，依存症はすべての精神疾患のなかでもっとも治療ギャップが大きい．断酒治療のみだと治療のハードルが高いが，そこに減酒治療が加わるとハードルが低くなり，受診者が増えるようになるだろう．結果的に，治療ギャップが埋まる方向に動くわけである．

第三に，世界保健機関（World Health Organization: WHO）が主導してきたブリーフインターベンション（brief intervention: BI）の成功が挙げられる．簡易介入の対象は依存症までには至っていない多量飲酒者であり，介入目標は減酒である．この簡易介入の有効性が，多量飲酒者のみならず，初期の依存症にまで拡大できると考えるのはごく普通のことだろう．実際に，減酒を目指したそのような試みが行われている．

最後に，減酒補助薬のナルメフェンの登場を挙げなければならない．この影響は大きく，すでに開発段階から，減酒治療に関する情報が専門家に広がりを見せていた．上市後は，精神科医のみならず，消化器や肝臓の専門医からも使用の要望が大きくなっている．

## 減酒外来の始まり

既述のとおり，以前からアルコール依存症に対する減酒治療の議論は始まっていた．また，通常の断酒を目的とした依存症外来で，一部減酒を容認するような治療も行われてきていた．しかし，減酒を銘打った依存症専門外来は存在しなかった．

私は，久里浜医療センターに減酒外来を開設し，どのような患者がお見えになり，どのような患者に減酒が可能で，その転帰はいかなるものか実践を通して明らかにすべきと考えた．そこで，本書の著者でもある湯本医師らに依頼して減酒外来を開くことにした．2017 年の 4 月のことである．その前に，医局の医師に減酒外来の説明をした．多くの医師から懸念

が示された．例えば，断酒を目的にした患者と減酒を目的にした患者が同時に訪れるので外来が混乱する，断酒を目的に入院している患者の治療に悪影響がある，などである．そのような事態になったら，また，考えればよい，ということで減酒外来を始めることにした．

実際に開始してみると，懸念は杞憂に終わった．通常の依存症外来と減酒外来受診者の間でとくに混乱は生じず，入院患者の治療に影響することはなく現在に至っている．

## 減酒外来がもたらしたもの

まず，アルコール依存症の治療の幅を広げたことが挙げられる．従来は断酒一辺倒だった治療に減酒が加わった．そのために，治療のハードルが下がり，患者が受診しやすくなった．久里浜医療センターの場合，病院のイメージも少し変わったかもしれない．以前から，私どものセンターはアルコール依存症治療の「網走」と言われていた．もっとも重症な患者が受診する最後の病院，という意味であろうか．しかし，減酒外来開設により，より軽症の患者も受け入れる病院に変化したと公表したことになる．

アルコール依存症の通常の外来では，本人は家族や周囲に説得されてしぶしぶ来院するケースがほとんどである．しかし，減酒外来の受診者の多くは，本人自ら予約して，単独で来院するケースが多い．

また，減酒外来の受診者は大きく二つに分かれている．依存症までには至っていないかまたは軽度の依存症グループと中等度〜重度の依存症グループ，である．大まかに分けると，前者は減酒を最終目標として治療が可能であるが，後者は断酒が必要なグループである．以前，当センターに前者のグループはほとんど登場しなかったため，前者は減酒外来開設に伴って新たに発掘したグループである．減酒外来には後者もよく来院する．

減酒外来では，このような患者に対しても患者の意向に沿って治療を行う．そのために，断酒を受け入れなければ治療しない，などという門前払

いは避けられている．いずれにしても，既述の治療ギャップ低減に貢献している
わけである．この辺りの詳細は治療法も含めて，本書の湯本医師の
章（Ⅰ部第1〜3章，Ⅱ部第1章）を参照いただきたい．

　久里浜医療センターで減酒外来開設後，他の専門病院，クリニック，総合病院でも減酒外来を始める施設が増えてきている．これらの施設には，従来多くの多様な患者が受診し，結果として治療ギャップ低減に貢献している．その背景には，既述の減酒補助薬の登場が大きく影響していると推察される．従来の心理社会的アプローチに加えて，薬物治療という新しい強力な武器が加わったためである．なかでも筑波大学附属病院では，病院の肝煎りで総合診療科に減酒外来を立ち上げたと聞いている．この試みは内科の医師が実践する減酒外来の良きモデルになり，今後，その動きが他の医療機関にも広がっていくことを期待したい．

## 今後の課題

　減酒外来は，その根拠となるエビデンスより，実践が先行している．今後は，この実践を通じて得られた情報を，海外のデータも参考にしながら，医学的エビデンスに結実させていく番である．疑問はたくさんある．例えば，減酒が可能な，および断酒が必要な患者特性，優れた治療方法，とくに心理的アプローチと薬物治療の適切な使い方，減酒治療の転帰，とくに，その安定性とどのような患者にメリットが大きいか，などである．減酒治療は少しずつ広がっているが，これに疑問を呈したり，懸念を持っている人がいる．当然のことだと思う．そのような人は，患者の家族，自助グループのメンバー，回復支援施設のスタッフ，一部の依存症治療の専門家など数多い．私どもは，この疑問や懸念に真摯に耳を傾けなければならない．今後構築されるエビデンスは，これらの方々に減酒治療をより理解いただき，誤解があればそれを解いていく材料になるだろう．

総論　Ⅰ

# アルコール使用障害と減酒

## 1 アルコール使用障害について

### 1.1 アルコール依存症 (ICD-10) とアルコール使用障害 (DSM-5)

まず，アルコール依存症（ICD-10）とアルコール使用障害（DSM-5）の診断のポイント等について解説する．

#### 1）アルコール依存症

WHO の国際疾病分類，ICD-10 のアルコール依存症の診断基準[1] によれば，以下の6項目のうち3項目以上が，1ヶ月以上にわたり同時に生じていたか，1ヶ月未満の場合は12ヶ月以内に繰り返し同時に生じた場合にその診断を下すことができる．以下にアルコール依存症の6項目の症状を示す．

①渇望：飲酒したいという強い欲望，切迫感．

②自己制御困難：物質摂取行動（開始，終了，量の調節）を制御することが困難．

③離脱：アルコールの中止や減量による離脱症状の出現．

④耐性：反復使用による使用量の増加．

⑤アルコール使用のために本来の生活を犠牲にする．アルコールに関係した活動に費やす時間が増加する．

⑥有害性（心身に問題を生じている）があるにも関わらず飲酒を続ける[1]（表1）．

表1 ICD-10 依存症候群

以下の 6 項目のうち 3 項目以上が，1 ヶ月以上にわたり同時に生じていたか，1 ヶ月未満の場合は 12 ヶ月以内に繰り返し同時に生じた場合にその診断を下すことができる．

| | 内容 | 診断項目 |
|---|---|---|
| 1 | 渇望 | 物質摂取の強い欲求や強迫感 |
| 2 | 自己制御困難 | 物質摂取行動(開始，終了，量の調節)を制御することが困難 |
| 3 | 離脱 | 中止や減量による離脱症状の出現 |
| 4 | 耐性 | 反復使用による使用量の増加 |
| 5 | 飲酒中心の生活 | 物質使用のために，本来の生活を犠牲にする<br>物質に関係した活動（使用，影響からの回復）に費やす時間が増加する |
| 6 | 不利益を感じながらも飲酒 | 心身に問題が生じているにもかかわらず，使用を続ける． |

融道男ら(監訳)．ICD-10 精神および行動の障害：臨床記述とガイドライン．医学書院，1993，pp.87-88，新アルコール・薬物使用障害の診断治療ガイドライン作成委員会(監修)．新アルコール・薬物使用障害の診断治療ガイドライン．新興医学出版社，2018，p.5 より作成

### 2）アルコール使用障害

　　DSM-5 の使用障害の診断基準は，11 項目（社会障害 2 項目，自己制御困難 2 項目，不利益を感じながらも飲酒 2 項目，飲酒中心の生活 2 項目，耐性 1 項目，離脱 1 項目，渇望 1 項目）中で 2 項目以上が 1 年以内に出現した場合に診断される[2]．ICD-10 との違いは，渇望を必須項目としていないこと，社会障害を重視していること，より軽症群を含むことである．また該当項目数によって重症度が設定されている[3]（表 2）．

## 1.2　アルコール使用が及ぼす健康問題について

　　アルコールによる健康障害は生涯にわたってその影響を生じる．妊娠中のアルコール使用による胎児への悪影響を胎児性アルコール・スペクトラム障害（fetal alcohol spectrum disorder: FASD）と総称し，先天異常（特異的顔貌，多動や学習障害）と妊娠経過の異常（胎児発育不全）の双方を含む[4]．少年期・青年期には急性アルコール中毒の問題や発達段階の臓器に対する悪影響，また飲酒可能年齢になったあとにも過剰飲酒による身体的影響や，うつ病や不安障害など精神疾患の増悪因子としての飲酒が挙げ

**表2** DSM-5 物質使用障害

以下の 11 項目のうち 2 項目以上が同じ 12 ヶ月以内で起こると，項目数に応じて障害の程度の診断を下すことができる．
（軽度：2 ～ 3 項目該当，中等度：4 ～ 5 項目，重度：6 項目以上）

|  | 内容 | 診断項目 |
|---|---|---|
| 1 | 社会障害 | 物質使用の結果，社会的役割を果たせない |
| 2 | 社会障害 | 身体的に危険な状況下で反復使用する |
| 3 | 不利益を感じながらも飲酒 | 社会・対人関係の問題が生じているにも関わらず，使用を続ける |
| 4 | 耐性 | 反復使用による効果の減弱，または使用の増加 |
| 5 | 離脱 | 中止や減量による離脱症状の出現 |
| 6 | 自己制御困難 | 当初の思惑よりも摂取量が増えたり，長期間使用する |
| 7 | 自己制御困難 | やめようとしたり，量を減らす努力や，その失敗がある |
| 8 | 飲酒中心の生活 | 物質に関係した活動(入手，使用，影響からの回復)に費やす時間が増加する |
| 9 | 飲酒中心の生活 | 物質使用のために，重要な社会活動を犠牲にする |
| 10 | 不利益を感じながらも飲酒 | 心身に問題が生じているにもかかわらず，使用を続ける |
| 11 | 渇望 | 物質使用への強い欲求や衝動がある |

American Psychiatric Association(編)，髙橋三郎ら(監訳)．DSM-5 精神疾患の診断・統計マニュアル．医学書院，2014，pp.473-582，新アルコール・薬物使用障害の診断治療ガイドライン作成委員会(監修)．新アルコール・薬物使用障害の診断治療ガイドライン．新興医学出版社，2018，p.5 より作成

られる．

　WHO のレポートによれば，アルコールは ICD-10 でカバーされる 200 以上の疾患やけがの原因の要素になっていると指摘されている[5]．また，飲酒が原因の家庭内不和・DV などの家庭問題，異常酩酊による暴言・トラブルや飲酒運転などの社会的問題，欠勤や生産性の低下など職業上の問題なども飲酒の損害として挙げられる．表3にアルコール使用によって生じ得るその他の問題を列挙している[6]．

　アルコールによって生じる健康被害は世界の状況を見ても明らかである．WHO は，アルコールの有害使用は世界人口の健康にとって大きなリスクファクターであり，国際連合が掲げる Sustainable Development Goals（SDGs）の健康が関与する多くのターゲットに直接的なインパクトを及ぼすと論じ，今後の世界の発展にとってもアルコール消費による健康

**表3** 主なアルコール関連の問題

| 出生前・乳幼児期 | | ・胎児性アルコール症候群<br>・虐待を受ける<br>・母乳を通じてのアルコール摂取 |
| --- | --- | --- |
| 少年期・青年期 | | ・急性アルコール中毒<br>・発展途上の臓器に対する悪影響<br>・アルコール／薬物過剰使用<br>・非行への道 |
| 主として青年期以降 | 身体的な影響 | ・脳血管障害<br>・脳萎縮(認知症)<br>・がん<br>・虚血性心疾患<br>・肝機能障害，肝硬変<br>・膵炎<br>・骨粗鬆症<br>・脂質異常症，糖尿病<br>・インポテンツ<br>・末梢神経障害 |
| | 心理・精神的な影響 | ・自信の喪失<br>・自尊心の低下<br>・うつの増悪<br>・不安障害の増悪<br>・睡眠障害<br>・アルコール依存症<br>・自殺リスクの増大 |
| | 家庭問題 | ・不和／離婚<br>・DV／児童虐待<br>・経済的問題<br>・子供の発達上の問題 |
| | 社会的問題 | ・暴言，トラブル<br>・刑事事件<br>・飲酒運転<br>・事故，けが<br>・嘔吐物による汚染 |
| | 職業上の問題 | ・欠勤／休職／失職<br>・生産性低下<br>・事故<br>・信用の喪失 |

瀧村剛ら．アルコール関連問題を取り巻く世界の潮流と日本の動き．医学のあゆみ．2015；254 (10)：869-874 より作成

被害のコントロールは注目されるテーマである.

　2018 年の WHO の報告によれば，2016 年の世界人口のうち 300 万人が
アルコール消費によって死亡しており，これは世界で 20 人のうち一人は
アルコールによって死亡していることを示す．有害なアルコール使用によ
るアルコール関連死の原因の内訳は，消化器系および循環器系疾患が
40.3%（約 120 万人），悪性腫瘍が 12.6%（約 40 万人）である．外傷が
28.7%（約 86 万人）であり，そのうち 37 万人が交通事故であり，15 万人
が自傷，9 万人が暴力で命を落としている．37 万人の交通事故のうち，18
万 7000 人は運転手以外が死亡している．アルコールが関連する死亡にお
いては，世界的に見ると結核や HIV/AIDS，糖尿病より死亡率が高い[7].

## 1.3　日本におけるアルコール消費の動向

　一方，わが国の飲酒をめぐる現状については，国税庁が 2019 年 3 月に
まとめた酒レポートによれば，全体的には国民一人あたりのアルコール消
費量は減少しているという結果が得られている．同レポートでは，1992
年度のアルコール消費量は，一人あたり 101.8L だったことをピークに
2017 年には 80.5L まで減少しており，ここ 25 年の間におよそ 20%程度の
消費量減少を認めている[8].

　全体的なアルコール消費量の変化と同様，飲酒者の割合に変化が見られ
る．わが国の飲酒実態の調査によれば，調査前 12 ヶ月以内で一度でも飲
酒した人の割合は，2003 年には男性全体で 83.6%，女性で 62.5% で，この
割合はこれ以降ほぼ同様の割合を示している[9]．一方で，習慣飲酒者（週
に 3 回以上飲酒し，飲酒日 1 日あたり 1 合以上を飲酒する者）は，2003 年
では男性で 42.9%，女性で 9.3% であったが，2017 年には男性で 33.1%，
女性で 8.3%（平成 29 年国民健康・栄養調査）と，全年齢の習慣飲酒者は
減少傾向にある．また，男女ともに若年層の習慣飲酒者の減少傾向が顕著
である（図 1）.

**図1** 習慣飲酒者 (週 3 回以上，1 日あたり 1 合以上飲酒する者) の割合

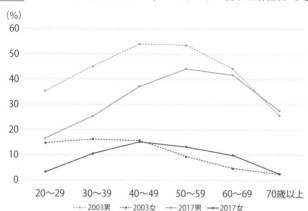

国民健康・栄養調査　平成 15 年(2003 年)と平成 29 年(2017 年)の調査結果より作図

　このように，飲酒者および習慣飲酒者の割合は減っているというデータが得られているが，飲酒量の分布に関しては，OECD によるアルコール有害使用対策プロジェクトの報告書で，わが国では，もっとも飲酒が多い 20％の人々がすべてのアルコール消費量の 70％近くを消費していると言われており [10]，飲酒する人口は減ってきているものの，飲酒量の分布に偏りが存在することが示されている．

　この飲酒量の分布の偏りに関しては，国民健康・栄養調査における生活習慣病のリスクを高める飲酒者の割合にも見ることができる．生活習慣病のリスクを高める量を飲酒している者の割合は，2018 年で男性 15.1％，女性 9.4％である．2011 年からの推移で見ると，男性では有意な増減はなく，女性では有意に増加している（図 2）．年齢階級別に見ると，その割合は男女とも 50 歳代がもっとも高く，2018 年で男性 22.4％，女性 15.6％である．

　したがって，飲酒量および飲酒習慣自体はとくに若年者で減少傾向にあると言える一方で，生活習慣病のリスクを高める飲酒者の割合は，男性で同等かつ女性では増加傾向にある．つまり，「アルコールを飲む習慣がない」人は増しているが，「健康リスクを生じるほど飲酒量が多い」人は減っておらず，とくに女性でその増加が懸念されると言える．

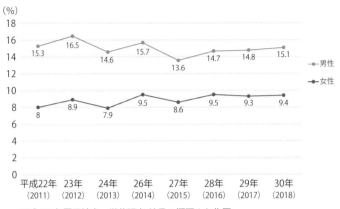

図2 生活習慣病のリスクを高める量の飲酒者の割合，年次推移

平成 30 年国民健康・栄養調査 結果の概要より作図

　これらの国内の現状を見れば，現代は一人あたりの飲酒量や飲酒習慣が減っているからアルコールの健康被害も軽減していくだろう，という見通しでは不充分であり，リスクのある飲酒習慣を持つ人のスクリーニングやそういった人への介入，それに加えてアルコール依存症が疑われる飲酒パターンに陥っている人々を相談や医療につなげる取り組みは，わが国においてむしろより積極的に行っていくべき課題であると言うことができる．

　さて，健康リスクを生じる飲酒パターンを持つ者の増加が見込まれるなかで，その影響によって生じ得る代償はどれほどのものであろうか．アルコール関連問題による損失の推計値を見ると，2008 年データを用いた推計では約 4 兆 1500 億円であると考えられた[11]．これは年間の酒税収入をはるかに上回る金額である．リスクの高いアルコール使用を減らすことは，アルコール関連問題によって生じる経済的損失を回避することにもつながる．

# 2 減酒について

## 2.1 アルコール依存症への減酒の適用の歴史的変遷

1930 年代, 疾病としてのアルコール依存症の認識が米国を中心に広がりを見せ始めた. この時代に誕生した AA（alcoholics anonymous）の理念の解説によれば「アルコール依存は進行性で完治することはない」「ノーマルな飲み方に戻ることはない」「アルコール依存の進行を防ぐ唯一の道は, どのような形でもごく少量のアルコールでさえ断酒することである」[12] などの表現に見られるような, 断酒の目標を重要視したアルコール依存症の疾病モデルが確立されていった.

### 1) 減酒のエビデンス

アルコールを断つことが唯一の方向性とされていた当時から時を経て「節酒（controlled drinking）vs. 断酒」という議論や臨床研究が数多くなされた.

断酒以外の方向性を模索したもっともよく知られる比較研究の結果は, 1973 年に Sobell らによって発表された. これによれば, 70 名のアルコール依存症者を節酒目標群と断酒目標群に分け, オペラント条件付け理論をもとにした行動療法（individualized behavioral therapy: IBT）の効果検証を行った. その後の 1 年間のフォローアップ期間で, IBT を受けた群は, 感情面の安定や仕事面の満足などについて良好に機能した日がコントロール群よりも有意に多かったという結果が得られ, 節酒目標であってもトレーニングをすれば良好な結果を得られる可能性があるということが示唆された [13].

また, 1970 年代初期より米国の RAND 社によって行われたアルコール依存症者の調査によれば, 758 人のアルコール依存症者のうち, 治療施設での断酒中心の治療後の 4 年間で 18％の人が問題のない飲酒を続けていたとの報告がなされ [14], アルコール依存症者のなかには問題のない飲酒に戻れる者がいるとの結論が導かれている.

これらに代表される節酒や適度な飲酒（moderate drinking）に関する長期的な治療転帰の結果などから，2004 年の Cox らの論文では，治療を受けている，あるいは受けていない問題飲酒者の相当数が適度な飲酒が可能であるということが 1980 年代より数多く指摘されているため，もはや節酒についての議論は治療ゴールとしてその存在を認めるかどうかよりも，どのような背景や性質を持った問題飲酒者がそれを達成可能なのか，という点が重要であると論じている[15]．治療ゴールとしての適度な飲酒の適用可能性については，依存のレベルが低いことや[16]，飲酒による重篤な問題がないこと[17]などが挙げられている．

近年の傾向としては，医学文献データベース（PubMed，Embase，ClinicalTrials.gov など）を用いたシステマティックレビューによれば，現在行われている研究は断酒をアウトカムとするよりも飲酒者の減酒アウトカムに注目が集まっていると言われている[18]．

## 2.2 ブリーフインターベンションの活用

アルコール依存症に対する減酒の活用の起始点について先に述べたが，アルコール使用障害のうち，依存症の診断閾値未満の層への飲酒量低減が良好なアウトカムをもたらすことはブリーフインターベンション（brief intervention: BI）の枠組みのなかで実践されて明らかとなり，1980 年以降に BI の有効性を示す論文は海外では数多く出されている．

BI はアルコール依存症ではなく多量飲酒者を対象とし，断酒ではなく飲酒量の減量を目標とした，依存症の専門家ではなくヘルスケアの従事者によって行われる介入である[19]．米国 NIAAA（National Institute on Alcohol Abuse and Alcoholism）による BI のレビューによると，BI はアルコール消費量を減らし，それは様々な層の人々に向けて，例えば，若年者，高齢者，また男女を問わず効果があり，BI 群はコントロール群と比較して平均 13 〜 34％のアルコール消費の減少を認め，問題飲酒者の死亡率を 23 〜 26％低下させた，と報告されている[20]．英国 NICE ガイドラインでは，依存症の非専門家によって行われるスクリーニングと BI は，危険なあるいは有害飲酒者にとって費用対効果の良い手法であるとしてお

り，危険な飲酒者や有害飲酒者に向けたプライマリケアの場で行われる BI への反応の良さが挙げられている[21].

## 2.3 各国ガイドラインの対応

アルコール依存症を含めたアルコール使用障害への断酒以外の治療選択肢の適用は，世界各地域のアルコール使用障害の治療ガイドラインにも反映されている．世界で初めて断酒を望まないアルコール依存症者への減酒（reduced drinking）の受け入れを表明したガイドラインは，2005 年に出版された NIAAA の臨床ガイドラインであると思われる．本文には「断酒はほとんどのアルコール使用障害者にとってもっとも安全な道である．しかし，患者とともにゴール設定を行うことがベストである．ある患者は初期の段階では断酒をゴールとして認めないかもしれない．もしアルコール依存症者が充分にアルコール量を減らすことに同意したら，断酒が最良の道であることを示しながら，減酒を目標とすることがベストであろう」と記載されている[22].

続いて，2011 年の英国 NICE（National Institute for Health and Clinical Excellence）のアルコール使用障害の治療ガイドラインでは，上記の NIAAA のガイドラインに手を加えた形で，最初のアセスメントの段階で患者の治療ゴールに同意するべきであると推奨している．NICE ガイドラインによれば「ほとんどのアルコール依存症者は断酒が適切なゴールとなる．有害な飲酒や軽度の依存，特定の合併症もなく，充分な社会支援があり，患者が減酒を選んだ場合はそれを考慮する．重症のアルコール依存症や，精神的・身体的合併症がある者で，断酒に向かない者はハームリダクションプログラムを考慮するべきである．しかし，最終的には断酒をゴールとすることが勧められるべきである」との記載があり，断酒を最良としながらも軽症者で合併疾患や複雑な要因のない者には減酒目標の維持も本人の希望に応じて取り得る選択肢であることが記載されている．さらに重症者へのハームリダクション（後述 2.6 参照）の適用も強調されている[21].上記の NICE ガイドラインは，他国フランスやドイツのアルコール使用障害ガイドラインにも取り入れられている．これらのガイドライン

から，アルコール依存症にとって断酒がもっとも安全な治療ゴールである
という前置きがある一方で，飲酒量を減らすアプローチもアルコール依存
症の治療の選択肢となり得ることが充分に示されている．

　このように，世界の流れとして「節酒」や「減酒」「適度な飲酒」といっ
た断酒以外の選択肢をオプションとして取り入れる動きは浸透していると
言って良いだろう．

## 2.4　断酒一辺倒に陥らないことの利点

　アルコール使用障害に断酒以外の治療方向性を提示することの広がりに
ついて論じてきた．ではそれによりどんな利点を享受できるだろうか．

　一つには，治療ギャップ改善への効果である．わが国のアルコール問題
で医療にかかる人口の少なさは，世界各国と同水準でその低さが指摘され
ている．わが国ではアルコール依存症の生涯有病者数は 107 万人と推計さ
れているが [23] その一方で医療機関にかかっているアルコール依存症者数
は厚生労働省患者調査（2011 年）によれば約 4 万人であり，アルコール
依存症の診断に当てはまるが医療機関にかかっていない人口は相当数いる
と言われている．治療ギャップについては世界的に見ても同じ傾向が指摘
されている．WHO の調査による欧州地域での治療ギャップを示すと，疾
患の治療を必要としながらも治療を受けていない人の割合は，アルコール
乱用／依存症で 92％に上り，他の精神疾患と比較しても高率であると言
える [24]．

　アルコール依存症の診断に当てはまる多くの人は治療を受けることで利
益を受けると言われている一方で，当事者が治療を求めない理由はどこに
あるだろうか．それは「治療を求めない人の約半数は，飲酒の継続を望ん
でいるから」との報告がされている [25]．そこで，アルコール使用障害者
に飲酒量低減の選択肢を提示することで，断酒の決意が固まっていない多
くの人が治療にアクセスしやすくなることが期待される．かつて「断酒す
る気になってから治療が始まる」と言われていた時代に，治療の場に関わ
ることさえも排除されてきた人々とまず対話するきっかけをつかめるので
ある．

## 2.5 減酒により改善が期待される項目

先に医学文献データベースのシステマティックレビューで，研究のアウトカムが断酒よりも減酒に焦点を当てる傾向について論じた．

減酒の効果については，飲酒量と死亡率が関連することから明らかである．これについては，少量の飲酒習慣がある者のほうが死亡率が低下するという J カーブの議論があり，J カーブが存在するかどうかは交絡因子を調整するなどして検証が続いている．2018 年に Lancet 誌に掲載された世界 195 の国や地域の飲酒によるアルコール関連死や DALYs（disability adjusted life years：生涯調整生命年）のシステマティック解析によれば，飲酒による健康被害を最小化できる飲酒量はゼロであるという結論が導かれている[26]．いずれにしろ，飲酒量が一定以上を超えればその量に応じて死亡率が上がることは数々の研究で共通して指摘されているところである．

また，飲酒量を減らすことで様々なアルコール関連障害が改善したというエビデンスは他にも多数存在する．飲酒量低減を含む介入について論じた 63 の研究のレビューによれば，アルコールに関連したけがの減少，血圧の改善，体重減少，アルコール誘発性の肝線維化の進行を遅らせる，抑うつや不安の改善，身体的・精神的 QOL の改善など，様々な状況で飲酒量低減の利点が挙げられている[27]．

## 2.6 ハームリダクションの観点から

ハームリダクションとは，物質使用に関して必ずしもその使用量は減ることがなくともその使用により生じる健康・社会・経済上の悪影響を減少させることと定義され，薬物政策の観点より発展したコンセプトである．アルコール使用に対してのハームリダクションの活用は数々の文献で論じられている．例えば Marlatt らは，ハームリダクションは断酒の代替として捉えられ，効果的で重要な治療ターゲットとして減酒を含むという論述から，ハームリダクションの具体的な取り組みのなかの一つとして減酒の存在を認めている[28]．他の文献でも，「ハームリダクション＝アンチ断酒」

ではなく，断酒がアルコールの害を減らすのに理想的である一方で，飲酒する，あるいは将来的に飲酒する人にとって，ハームリダクションは断酒（zero tolerance）が提供できないバランスの取れた視点やアルコールの害を減らす実際のスキルを提供してくれる[29]とあり，断酒が最良であることを認めながら，断酒と決して相反するコンセプトではなく，相互補完する役割としてのハームリダクションの活用を推奨している．

　実臨床の場面では，断酒に至る準備ができていないアルコール依存症者が医療機関を訪れた場合，「アルコールをやめる／やめない」の議論よりも，目の前の患者の身体・心理・社会的側面に起きている有害性を減弱し，「安定」を支援することがハームリダクションのコンセプトと合致する．ここには，前述した減酒の選択肢を含め，身体やメンタルのケア，直面している様々な現実的問題への介入や支援など，多様なサポートの提供が可能となる．重要なことは，アルコールによる影響を減らす，あるいはなくした先にある本人の QOL の向上が目指すべき地点であるということである．ハームリダクションを意識しておくことで，柔軟かつ幅の広いサポートが実現する可能性が充分にあると思われる．

## 参考文献

1) 融道男ら(監訳). ICD-10 精神および行動の障害：臨床記述とガイドライン. 医学書院, 1993, pp.87-88.

2) American Psychiatric Association(編), 髙橋三郎ら(監訳). DSM-5 精神疾患の診断・統計マニュアル. 医学書院, 2014, pp.473-582.

3) 新アルコール・薬物使用障害の診断治療ガイドライン作成委員会(監修). 新アルコール・薬物使用障害の診断治療ガイドライン. 新興医学出版社, 2018, p.5.

4) Williams JF, et al. Fetal Alcohol Spectrum Disorders. Pediatrics. 2015; 136: e1395-1406.

5) WHO. Global status report on alcohol and health 2014.
https://apps.who.int/iris/bitstream/handle/10665/112736/9789240692763_eng.pdf

6) 瀧村剛ら. アルコール関連問題を取り巻く世界の潮流と日本の動き. 医学のあゆみ. 2015；254(10): 869-874.

7) WHO. Global status report on alcohol and health 2018.
https://www.who.int/publications/i/item/9789241565639

8) 国税庁. 酒レポート. 平成31年3月.
https://www.nta.go.jp/taxes/sake/shiori-gaikyo/shiori/2019/pdf/000.pdf.

9) Osaki Y, et al. Prevalence and Trends in Alcohol Dependence and Alcohol Use Disorders in Japanese Adults; Results from Periodical Nationwide Surveys. Alcohol Alcohol. 2016; 51(4): 465-73.

10) OECD. Tackling Harmful Alcohol Use：Economics and Public Health Policy. カントリー・ノート：日本. 2015.
https://www.oecd.org/japan/Tackling-harmful-alcohol-use-JAPAN-Jp%20(final).pdf

11) 尾崎米厚. アルコール関連問題の社会的損失の推計. PREVENTION. 2012; 235: 1-2.
https://al-yobouken.com/pdf/H24/PREVENTION_NO235.pdf

12) This is A. A.：An introduction to the A.A. Recovery Program. Alcoholics Anonymous World Services, Inc., 2017.
https://www.aa.org/sites/default/files/literature/assets/p-1_thisisaa1.pdf

13) Sobell MB, et al. Alcoholics treated by individualized behavior therapy: one year treatment outcome. Behav Res Ther. 1973; 11(4): 599-618.

14) Polich JM, et al. The Course of Alcoholism: Four Years After Treatment. Rand, 1980. pp.v-ix.
https://www.rand.org/content/dam/rand/pubs/reports/2006/R2433.pdf

15) Cox WM, et al. United Kingdom and United States healthcare providers' recommendations of abstinence versus controlled drinking. Alcohol Alcohol. 2004; 39(2): 130-134.

16) Raistrick D, et al. Review of the effectiveness of treatment for alcohol problems. National Treatment Agency for Substance Misuse, 2006.
https://www.drugsandalcohol.ie/6153/1/3246-3419.pdf

17) Sobell MB, et al. Controlled drinking after 25 years: how important was the great debate? Addiction. 1995; 90(9): 1149-1153.

18) Aubin HJ, et al. Emerging pharmacotherapies for alcohol dependence: a systematic review focusing on reduction in consumption. Drug Alcohol Depend. 2013; 133(1): 15-29.

19) Anderson P, et al. Clinical Guidelines on Identification and Brief Intervention. Health Department of the Government of Catalonia, 2005, pp. 102-116.
https://inebria.net/wp-content/uploads/2017/09/cg_1.pdf

20) U.S. Department of Health & Human Services. Brief Interventions. Alcohol Alert. 2005; 66: 1-7.
https://pubs.niaaa.nih.gov/publications/aa66/aa66.pdf

21) British Psychological Society (UK). Alcohol-Use Disorders: Diagnosis, Assessment and Management of Harmful Drinking and Alcohol Dependence.：NICE Clinical Guidelines, No.115. National Collaborating Centre for Mental Health(UK), 2011, pp.6-8.
https://www.ncbi.nlm.nih.gov/books/NBK65487/

22) National Institute on Alcohol Abuse and Alcoholism. Helping Patients Who Drink Too Much: A Clinician's Guide. National Institutes of Health, U.S. Department of Health and Human Services, 2005.
https://www.issup.net/files/2017-07/Helping%20Patients%20Who%20Drink%20Too%20Much%20A%20Clinician%E2%80%99s%20Guide.pdf

23）樋口進ら．WHO世界戦略を踏まえたアルコールの有害使用対策に関する総合的研究：
　　平成26年度総括研究報告書．2015.
　　https://mhlw-grants.niph.go.jp/project/23958

24）Kohn R, et al. The treatment gap in mental health care. Bull World Health Organ.
　　2004; 82(11): 858-866.
　　https://www.ncbi.nlm.nih.gov/pmc/articles/PMC2623050/pdf/15640922.pdf

25）Mann K, et al. Reduced Drinking in Alcohol Dependence Treatment, What Is the
　　Evidence?. Eur Addict Res. 2017; 23(5): 219-230.

26）GBD 2016 Alcohol Collaborators. Alcohol use and burden for 195 countries and
　　territories, 1990-2016: a systematic analysis for the Global Burden of Disease Study
　　2016. Lancet. 2018; 392(10152): 1015-1035.

27）Charlet K, et al. Harm reduction: a systematic review on effects of alcohol reduction
　　on physical and mental symptoms. Addict Biol. 2017; 22(5). 1119-1159.

28）Marlatt GA, et al. Basic principles and strategies of harm reduction. in Marlatt GA,
　　et al. Harm Reduction : Pragmatic Strategies for Managing High-Risk Behaviors.
　　Guilford Press, 1998, pp.69-121.

29）Neighbors C, et al. Harm reduction and individually focused alcohol prevention. Int J
　　Drug Policy. 2006; 17(4): 304-309.

# 2 軽度アルコール依存に対する介入療法

## 1 軽度アルコール依存の治療目標

　まず，軽度アルコール依存症の治療目標の設定について述べる．

　2018年，前回の物質使用障害のガイドラインから15年ぶりの改訂となる，新アルコール・薬物使用障害診断治療ガイドラインが出版された．新ガイドラインでは，アルコール依存症の治療目標について，原則的に断酒の達成とその継続であるとされることは従来のアルコール依存症の治療目標の方向性と相違ない．

　新ガイドラインでは「依存症の重症度」を考慮に入れ，さらに治療のターゲット別に飲酒量低減を選択肢の一つとして取り入れた治療の方向性を示していることが新たなコンセプトである．飲酒のコントロール困難が軽度で明確な合併症を有しない場合，いわゆる軽症例では患者が断酒を望む場合や断酒を必要とするその他の事情がない限り，飲酒量低減も目標になり得る．飲酒量低減の目安は，理想的には厚生労働省による第二次健康日本21の「生活習慣病のリスクを上げる飲酒」の基準をもとにした，男性では1日平均40g以下，女性では平均20g以下の飲酒が挙げられるが，目安に関わらず飲酒量の大幅な低下は，飲酒に関係した健康障害や社会・家族問題の軽減につながると述べられている．

　ここで注目すべきは，軽症の依存であっても断酒の達成がもっとも望ましい方向性であるという原則である．この原則を認識しながら，飲酒量低減の方向性をとりたい軽症アルコール依存症者はその選択も可能である．

という提案の仕方が重要である．軽症のアルコール依存でコントロール困難が軽度であるからといって，断酒よりも飲酒量低減が絶対的に優先されることはないと心得ておいてほしい．

　一方で，飲酒のコントロール困難感が重症，あるいは背景因子が複雑なケースの場合，治療目標は原則的に断酒とすべきであるが，患者が断酒に応じない場合には，まず説得を試み，もし説得がうまく行かない場合でも，そのために治療からドロップアウトする事態を避けたほうが良い．その一つの選択肢として，まず飲酒量低減を目標とし，うまくいかなければ断酒に切り替える方法をとることもあり得るとしている．新ガイドラインにおける治療目標の設定の記載は表1を参照してほしい[1]．

**表1　アルコール依存症の治療目標に関する推奨事項**

| 推奨項目 |
| --- |
| ・アルコール依存症の治療目標は，原則的に断酒の達成とその継続である． |
| ・重症のアルコール依存症や，明確な身体的・精神的合併症を有する場合，または，深刻な家族・社会的問題を有する場合には，治療目標は断酒とすべきである． |
| ・上記のようなケースであっても，患者が断酒に応じない場合には，まず説得を試みる．もし，説得がうまくいかない場合でも，そのために治療からドロップアウトする事態は避ける．一つの選択肢として，まず飲酒量低減を目標として，うまくいかなければ断酒に切り替える方法もある． |
| ・軽症の依存症[1]で明確な合併症を有しないケースでは，患者が断酒を望む場合や断酒を必要とするその他の事情がない限り，飲酒量低減も目標になりうる． |
| ・理想的には，男性では1日平均40g以下の飲酒，女性では平均20g以下の飲酒が飲酒量低減の目安になる[2]． |
| ・上記目安に関わらず，飲酒量の大幅な低下は，飲酒に関係した健康障害や社会・家族問題の軽減につながる． |
| 1)依存症の重症度に関する統一的見解はない．既述のICD-10の診断項目を満たした数やAUDITの点数などが参考になる． |
| 2)この目安は，厚生労働省による第二次健康日本21の「生活習慣病のリスクを上げる飲酒」の基準をもとに作成した． |

新アルコール・薬物使用障害の診断治療ガイドライン作成委員会(監修)．新アルコール・薬物使用障害の診断治療ガイドライン．総論．新興医学出版社，2018より作成

# 2 心理介入法 BRENDA について

アルコール使用障害の心理介入の一つのコンセプトとして掲げられている BRENDA を解説する.

BRENDA は, アルコール使用障害の治療において, 内服治療のコンプライアンスを高めるためにデザインされた心理社会的プログラムである. 内服治療と心理社会的治療は, アルコール使用障害の治療において相互に補完し合い, 並行することによって治療アウトカムの上昇に寄与する[2]. そのため, エビデンスに基づいた心理社会的介入法が内服処方の際の支えとなり, 治療効果が増すことが期待される. 軽症のアルコール依存症の診療にあたっては, 飲酒量低減薬または断酒を希望すれば断酒補助薬が使用可能であるため, 内服処方の際には BRENDA を意識できると良い. また, 内服処方を選択しない場合でも, 患者のニーズに合った治療方向性に向け協調していく BRENDA の姿勢は, 患者の受診に対する取り組みを強くし, 治療継続率の向上にもつながり得る.

BRENDA は心理的介入における六つのコンセプトの頭文字をとっている (表2).

**表2** BRENDA　心理的介入における六つのコンセプト

| Biopsychosocial assessment | 生物心理社会的評価 |
| --- | --- |
| Report to the patient | 評価の結果を患者に伝える |
| Empathic understanding of the patient's situation | 患者に共感的理解を示す |
| Needs collaboratively identified by the patient and treatment provider | 患者のニーズを共同して特定する |
| Direct advice to the patient on how to meet those needs | ニーズに合わせた直接的なアドバイス |
| Assess reaction of the patient to advice and adjust as necessary for best care | アドバイスに対する患者の反応を見て必要に応じて最良のケアに向けた調整を行う |

## 2.1 生物心理社会的評価　Biopsychosocial assessment

　まずアルコール使用障害の患者に多面的な評価を行う．評価方法の例として，新ガイドラインでは四つの評価軸を用いることを提案している．この評価軸は，診断基準による依存重症度，社会的問題，身体的問題，精神的問題からなる．それぞれの軸の評価ポイントや項目は図1を参照してほしい．例で挙げた項目に関わらず，患者の状態や周囲環境で問題と思われる項目を，インテークや問診から網羅的に明らかにする．

　多軸評価の必要性については，患者の重症度や背景となる因子を考慮し，減酒の達成可能性を予測するために行う．減酒の達成可能性についてのエビデンスは多数の検証がなされている．減酒は重症度の低い依存に行われるべきである[3]．減酒可能性に影響する因子として，依存の重症度に加えて「他の生活状況」（例えば，経済状況，職歴）の関与する可能性がある[4]．不良なアウトカムに関連する因子として社会的サポートの欠落，非飲酒者とのネットワーク欠如，アルコール依存症家族歴，精神科的合併症を有していることが挙げられる[5]などの報告がなされている．未だ，減酒の達成が可能な軽症アルコール依存症の因子について定説はないが，依存自体の重症度・背景因子・合併症の有無が減酒の予後に関わる可能性

**図1** 生物心理社会的評価（Biopsychosocial assessment）

新アルコール・薬物使用障害診断治療ガイドラインでは，症例の問題点を以下の四つの次元で評価する．

### Ⅰ軸：依存自体の重症度

- （スクリーニング）AUDITスコア
- ICD-10に基づいたアルコール依存の診断
- DSM-5に基づいたアルコール使用障害の診断

### Ⅱ軸：社会的問題

- 暴力／DVがある場合
- 児童虐待がある場合
- 犯罪を起こした場合
- 飲酒運転をしている場合
- 就労問題（欠勤など含む）への対応

### Ⅲ軸：身体的問題

- 代謝障害（糖尿病，高脂血症）の対応
- 脂肪肝・肝炎
- 循環器・脳血管疾患
- 消化管疾患
- 肝硬変
- ケトアシドーシス　・低血糖　・膵炎

### Ⅳ軸：精神的問題

- 双極性障害がある場合
- PTSDがある場合
- 精神病性障害がある場合
- 認知症がある場合

があることが示されている.

## 2.2 評価の結果を患者に伝える Report to the patient

　プライマリケア領域の指摘であるが，飲酒問題が明らかとなる評価をプライマリケア医が行ったとしてもそれらの所見を患者に伝えたり，患者と話し合ったりしないことがある，と言われている[6]．飲酒に関することの情報を伝えられない場合，多くの大量飲酒者は問題を持っていることにさえ気づかないことがある．問題を持っていることを自覚しなければ介入に応じることに結びつかないため，評価の結果を患者に伝えることは重要なプロセスである．評価の結果を患者に伝える際には，アルコールの制御困難の程度が強く，アルコール依存症の診断がつくと思われる場合には，断酒がベストの方向性であることを伝えるのが良いだろう．

## 2.3 患者に共感的理解を示す Empathic understanding of the patient's situation

　かつては患者の問題点を指摘し，断酒・断薬への自覚を促す直面化技法が行われていたが，患者自身の価値観に共感を示しながら変化への動機付けを高める動機付け面接[7]の技法が紹介され，物質使用障害や他の生活習慣の改善に広く用いられるようになった．

　共感を示すことの効果については，Miller らが行った363 の研究のレビューにて，直面化技法の有効性を示すエビデンスは存在しなかった[8]こと，またすべての効果的な心理療法は患者への共感と強い治療同盟を持つことであり，これらは治療継続と良好な予後に結びつく[9]などのエビデンスに示されるように，患者の意思決定を尊重する姿勢が良好な治療関係に結びつき，結果として治療予後の改善が得られる可能性がある．

## 2.4 患者のニーズを共同して特定する Needs collaboratively identified by the patient and treatment provider

　患者に評価を伝えた段階で，変化に対するニーズを感じているか，またどのような変化を望むかについて聞く．飲酒習慣の変化の方向性は様々で

ある．例を挙げるとすれば，

①飲酒量は変えたくないが問題のない飲み方をしたいケース，

②飲酒量を減らしたいケース（休肝日を作る，1回あたりの飲酒量を下げる，大量飲酒日をなくす），

③飲酒をやめたいケース，

などが挙げられる．これらの例に挙げられるような患者のニーズを優先し，治療提供側の「こうしてほしい」という思いをいったんは脇に置きつつ，その方向性のサポートをしていく姿勢が求められる．

　物質使用障害以外の他の精神障害において治療の自己決定権のテーマは大きなトピックである．Miller らのレビューによると，精神障害の治療において患者それぞれのニーズを尊重する伝統があり，患者中心の治療モデルは多くの専門家によって支持されてきた[8]とあり，患者の意向に沿った支援を提供していくことは自明である．一方で，依存症の治療に関しては，入院・施設環境での集団療法の歴史が長く，実績は数多く存在するものの，このような one size fits all の治療よりも個別的治療のほうが優れているというエビデンスはわずかであると言われている[2]．物質使用障害治療における個別的治療の効果は今後の検証課題である．

## 2.5 ニーズに合わせた直接的なアドバイス　Direct advice to the patient on how to meet those needs

　BRENDA では，直接的アドバイスは患者との関係性が確立されたあとに行われ，最初の四つの BRENDA ステップのあとに行う．患者への直接的アドバイスを，診察が始まったすぐあとに行うのでなくタイミングを「待つ」ことは，患者がそれを受け入れ，従いやすくなる．ニーズを特定し，ゴール設定をする段階で直接的アドバイスをすることが良好なアウトカムをもたらす[2]．例えば，先述の①飲む量は変えたくないが，問題のない飲み方をしたいケース，の場合のアドバイスは，患者の状況やニーズを，共感性を持って聴取したうえで，「飲酒する前に食事をとる」「水を飲みながら飲酒する」などのアドバイスが飲酒による害を防ぎ得るし，②飲む量を減らしたいケースには「度数の低いアルコール飲料を選ぶ」「飲酒しない日の予定を決めていく」とのアドバイスが可能である．また③飲酒

をやめたいケースの場合は「アルコールの代わりに炭酸水を飲む」「断酒志向の自助グループに行く」といった行動の工夫が考えられるかもしれない．治療関係が深まったところでの患者のニーズに合わせたアドバイスは患者の抵抗を減らし，習慣の変化を起こすことへの現実味が増す．

## 2.6 アドバイスに対する患者の反応を見て必要に応じて最良のケアに向けた調整を行う　Assess reaction of the patient to advice and adjust as necessary for best care

　患者にアドバイスを伝えたあと，患者の反応を見ながら具体的な行動の目標や向かうべき到達点の調整をしていく必要がある．たとえそれが現状に比して小さな変化の目標であったとしてもそれを支持する．

　BRENDA では，医師の最初のゴールは患者のニーズとともにあることであると表明している．患者中心のゴール設定は，患者が自身の治療に対してコントロール感や責任を持つことを後押しする．結果として，この治療の主導権が患者を成功に向かって動機付けることを援助する．なぜなら，患者は自分達のニーズのみに合うよう行動するからである．たとえそれが小さな目標であったとしても，成功へのモチベーションは高い．なぜならば目標が患者の視点からは達成しやすそうなものだからである．達成感が得られれば，健康的な結果が得られるまで，また次の目標設定へとつなげることができる[2]．

　例えば，患者のニーズが減酒（N：ニーズの特定）であり，男性で 1 日 40g 以下のアルコール量が目安であり，量を意識化するために飲酒量の記録を付けることを勧めた（D：ニーズに合わせたアドバイス）とする．一方で患者が「40g にすぐ下げるのは難しい」と表明した場合には患者の発言に抵抗せず，まず実現可能な飲酒量の設定を患者に決めてもらって良い．まず患者にとって達成できそうな目標を共有し，それが実現した時の達成感を感じたら，さらなる次のステップに進むことを応援する．そうすることで患者自身の変化へのモチベーションを高い状態で維持していくことが可能となる．

　以上が BRENDA のコンセプトである．面接を通じて，一貫して患者の

ニーズに寄り添い自己決定を尊重する姿勢で臨むことにより治療継続や効果の上昇を期待している.

　BRENDA のコンセプトに基づいた診療のフローチャートを図2に示す.

**BRENDA を背景にした心理的介入**

対象者：アルコール使用障害

**B**：ICD-10，DSM-5に基づいた診断．社会／身体／精神的問題点を評価．

⬇

**R&N**：評価の結果を患者に伝え，患者のニーズに合わせて治療方向性を話し合う．

**D**：断酒
認知行動療法
自助グループ
アカンプロサート
抗酒薬　etc.

**D**：減酒
減酒目標の設定（休肝日，飲酒量の設定など）
「お酒の量を減らすため」リスト（表3参照）
レコーディング（日記，アプリ）
ナルメフェン etc.

**E**：全体を通して患者の主体性を尊重．とりたい方向や方法に共感を示す．

⬇　⬇

**A**：方向性（断酒 or 減酒），手段の調整を患者と行う．

※飲酒の制御困難の程度が強い場合，断酒の継続が最良であることはたびたび患者に伝える.

# 3　久里浜医療センター「減酒外来」の診療

　2017年久里浜医療センターでは先述したBRENDAをコンセプトに置き，かつ減酒の選択肢を許容するメッセージを込めた外来治療「減酒外来」を開設した.

　当院の減酒外来は週1回の予約制で初診患者を受け入れている．当院には別にアルコール科が存在し，平日は毎日初診患者を受け入れている．受診を急ぐ場合やアルコールリハビリテーションプログラム（alcohol rehabilitation program: ARP）を希望する患者，断酒を目標としている患者は従来からあるアルコール科を受診する．原則として，現在当院アル

コール科を受診している患者は減酒外来の受診は不可としているが，それ以外の場合であれば患者の重症度やアルコール依存症の診断を問わず，希望に応じて減酒外来を受診することが可能である．減酒外来の患者は現在のところ個人精神療法のみで対応しているため，例えば集団治療プログラムなどで減酒外来の患者とアルコール科の患者が交わることはない．また，入院 ARP は断酒が最良の方向性であることを入院時より明示している．

　このように，従来の断酒を目標とした入院 ARP や外来診療はそのままの機能で存在しており，新たな別の窓口として「減酒外来」が開設されていると認識してもらいたい．

　また，減酒外来と従来のアルコール科のどちらの窓口から入っても，減酒外来の受診者が経過中に断酒を選択することはあり得るし，アルコール科の受診者が当面の目標として減酒を選択することもあり得るが，それらの場合は初診を受けた窓口でその後の経過をフォローし，減酒外来とアルコール科で患者の治療目標の変化に応じてそれぞれの科を行き来することはない．

　このような仕組みをとっており，現在のところ初診の受け入れで診療科の選択を巡るトラブルなどは起きていない．

　次に，減酒外来の診療の流れを示す．

## 3.1　飲酒習慣の評価

　減酒外来の受診者には，「飲酒によって生じる問題点」の記入と，カレンダーに書き込む形で「直近 1 ヶ月間の飲酒習慣」を受診前に記載してもらう．診察では本人が感じている問題点とカレンダーをもとに，飲酒習慣の程度の評価を行う．

### 1）純アルコール量の計算

　本人のもっともよくしている飲酒パターンについて聞く．その飲酒パターンより，アルコール飲料の容量（ml）×濃度（%/100）× 0.8［比重］を計算すると，純アルコール量（g）が分かる．

例えば以下のように計算できる.

ビール 500ml（5%）の純アルコール量
$500(\text{ml}) \times 0.05[濃度] \times 0.8[比重] = 20(\text{g})$

ストロング酎ハイ 500ml（9%）の純アルコール量
$500(\text{ml}) \times 0.09[濃度] \times 0.8[比重] = 36(\text{g})$

受診者が作成したカレンダーを見ながら，ときどき大量飲酒をする飲酒パターンでは，大量飲酒時の純アルコール量も算出する．このようにして，アルコール摂取量を定量化する.

### 2）AUDIT（アルコール使用障害特定テスト）

AUDIT（Alcohol Use Disorders Identification Test）は 10 問からなるアルコール使用障害のスクリーニングテストである．自記式で行ってもよいが，減酒外来では受診者に質問項目を直接聞きながらスコアリングを行っている（図3）．時間がない時は AUDIT の最初の 3 問（AUDIT-C）を聴くのみでもよい.

### 3）アルコール依存症の診断基準の問診

ICD-10 によるアルコール依存症の診断基準は 6 項目あり，3 項目以上が 1 ヶ月以上にわたって同時に生じていたか，1 ヶ月未満の場合は 12 ヶ月以内に繰り返し同時に生じた場合にその診断が下される．アルコール依存症の診断に合致すれば飲酒へのコントロール障害が生じ得るため，飲酒量低減の困難さが増してくると言ってよいだろう．ただし，アルコール依存症の診断がつく者のなかでも，身体的・精神的合併症がない，社会機能が安定しているなどの要素を持つ軽症のアルコール依存症の場合，患者が断酒を望む場合を除いて飲酒量低減も目標になり得る.

**図3** AUDIT　アルコール使用障害特定テスト

各設問で選んだ答えの数字（0〜4）が得点となり，その合計点（最大40点）で飲酒問題の程度を評価する．

1. あなたはアルコール含有飲料をどのくらいの頻度で飲みますか？
**0.** 飲まない　**1.** 1ヶ月に1度以下　**2.** 1ヶ月に2〜4度　**3.** 1週に2〜3度　**4.** 1週に4度以上

2. 飲酒するときには通常どのくらいの量を飲みますか？（ビール500ml，日本酒1合が2ドリンク）
　　　　　　　　　　　　　　　　　　　　　　　　　　　　　　　　　　※ドリンクについては下記参照．
**0.** 0〜2ドリンク　**1.** 3〜4ドリンク　**2.** 5〜6ドリンク　**3.** 7〜9ドリンク　**4.** 10ドリンク以上

3. 1度に6ドリンク以上飲酒することがどのくらいの頻度でありますか？
**0.** ない　**1.** 1ヶ月に1度未満　**2.** 1ヶ月に1度　**3.** 1週に1度　**4.** 毎日あるいはほとんど毎日

4. 過去1年間に，飲み始めると止められなかった事がどのくらいの頻度でありますか？
**0.** ない　**1.** 1ヶ月に1度未満　**2.** 1ヶ月に1度　**3.** 1週に1度　**4.** 毎日あるいはほとんど毎日

5. 過去1年間に，普通だと行えることを飲酒していたためにできなかったことがどのくらいの頻度でありましたか？
**0.** ない　**1.** 1ヶ月に1度未満　**2.** 1ヶ月に1度　**3.** 1週に1度　**4.** 毎日あるいはほとんど毎日

6. 過去1年間に，深酒の後体調を整える為に，朝迎え酒をせねばならなかったことが，どのくらいの頻度でありましたか？
**0.** ない　**1.** 1ヶ月に1度未満　**2.** 1ヶ月に1度　**3.** 1週に1度　**4.** 毎日あるいはほとんど毎日

7. 過去1年間に，飲酒後罪悪感や自責の念にかられたことが，どのくらいの頻度でありましたか？
**0.** ない　**1.** 1ヶ月に1度未満　**2.** 1ヶ月に1度　**3.** 1週に1度　**4.** 毎日あるいはほとんど毎日

8. 過去1年間に，飲酒のため前夜の出来事を思い出せなかったことが，どのくらいの頻度でありましたか？
**0.** ない　**1.** 1ヶ月に1度未満　**2.** 1ヶ月に1度　**3.** 1週に1度　**4.** 毎日あるいはほとんど毎日

9. あなたの飲酒のために，あなた自身か他の誰かが怪我をしたことがありますか？
**0.** ない　**2.** あるが，過去1年にはなし　**4.** 過去1年間にあり

10. 肉親や親戚，友人，医師，あるいは他の健康管理にたずさわる人が，あなたの飲酒について心配したり，飲酒量を減らすように勧めたりしたことがありますか？
**0.** ない　**2.** あるが，過去1年にはなし　**4.** 過去1年間にあり

---

※参考
1ドリンクは，10gの純アルコール量に相当します．

<1ドリンクに相当するアルコール飲料>
ビール（5%）500ml　日本酒（15%）1合
ウイスキー（40%）60ml　焼酎（25%）100ml
ワイン（12%）200ml

または，
容量（ml）×アルコール濃度（%/100）×0.8（比重）×0.1＝ドリンク

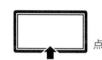
点

0〜9点　：問題飲酒なし
10〜19点　：問題飲酒の疑い
20点〜　：依存症の疑い

1，2，3の3問の合計点が男性5点以上，女性4点以上で危険な飲酒と判定します．この評価法はAUDIT-Cと呼ばれます．

### 4) 問題点の評価

アルコールで引き起こされている身体・精神・社会的問題を評価する.

以上, 1) ～ 4) の評価より飲酒習慣がどのレベルにあり, さらに依存症の傾向があるかどうかを評価し, 受診者にフィードバックする.

## 3.2 目標設定

受診者に自らの飲酒習慣のレベルを知ってもらったうえで, 飲酒パターンをどのように変化させたいか希望を聞く. 減酒外来との名称であるが故に受診する者が多いため, 減酒を希望する受診者が多いが, 飲酒習慣の評価のプロセスを踏むうちに断酒したいと希望するようになる, あるいは飲酒習慣は変えたくないがトラブルを減らしたい, など様々なニーズが表明され得る.

先述の BRENDA の要素でもあるが, 本人のニーズに合わせたアドバイスを支持するという姿勢が重要である. ここで, 治療者の「患者を正したい願望」はなるべく抑えることが, 以降の良好な治療関係を築くことに働く. 受診者本人が表明した目標, 例えば1回あたりに飲む量を減らしたい, イベント時の飲酒量のみ減らしたい, 休肝日を作りたい, 特定の曜日は飲酒しないようにしたい, など様々な飲酒パターンの変化を認め, 協力する姿勢を示す. 大幅な飲酒量の低減目標でなくても, 現在の飲酒パターンから飲酒量が減れば, 患者の QOL の上昇が期待されるということを意識しておく.

## 3.3 減酒のための行動プラン

飲酒習慣を変えるためにどのような行動がとれるか, 減酒のアイデア集などを見ながら受診者本人が選択しやすい項目を選んでもらう. 参考に減酒外来で使用している「お酒の量を減らすため」リストを挙げる (表3). もちろん, リストのアイデア以外にも, 本人独自の対応策があればシートに書き込んでもらってもよい.

**表3** 減酒外来で使用している「お酒の量を減らすため」リスト

```
(   )お酒の量をいつから減らすかを決める. →     月    日から
(   )飲む酒の種類を変える.
(   )飲む時だけお酒を買う. 買い置きしない.
(   )飲酒のスピードをできるだけ遅くする.
(   )1口飲んだら、コップを必ずテーブルに置く.
(   )朝起きてからすぐ飲むことをやめる.
(   )記憶がなくなる飲み方をしない.
(   )飲む前に食べておく. 水分をとっておく.
(   )飲むお酒を薄くする.
(   )ノンアルコールを飲む.
(   )自動車の運転や運動などお酒を飲んだらできないことをする.
(   )お酒を飲み過ぎてしまう相手と場所を避ける.
(   )周りの人にお酒をコントロールすることを宣言する.
(   )一緒にお酒を減らす仲間を見つける.
(   )大量飲酒は健康を害することを思い出す.
(   )お酒を飲む事について家族が心配していることを思い出す.
(   )酒席に出た時、二次会は避ける.
(   )睡眠をしっかりとる.
(   )飲酒中に、飲んだ酒量を思い出し、チェックする.
(   )たくさん飲んだ場合、そのことを周囲の人に正直に話す.
```

## 3.4　飲酒記録（レコーディング）

　目標とする飲酒習慣，行動プランがイメージできたら，飲酒の記録を付けることを勧める．飲酒日記やレコーディングアプリなどがある．飲酒日記は久里浜医療センターのHPから無料でダウンロードできる．

> 久里浜医療センター HP「飲酒日記」
> https://kurihama.hosp.go.jp/research/pdf/al_4_4_3.pdf

## 3.5 再診時

　飲酒習慣を変えてみて良かったことを聞き，継続あるいはさらなる飲酒量の低減を強化する．減酒がうまくいかなかった場合は，目標の再設定あるいは依存症の傾向が強い者には断酒をたびたび勧めてみる．再受診時にレコーディングをしてこなかった場合でもそれを責めてはならない．再度受診に訪れたことをねぎらい，余裕があれば記録を付けてみることを勧める程度にとどめておく．

　また目標に掲げている減酒に大きな変化が見られずとも，その飲酒量が客観的に見て多量であっても，外来受診を継続していくことが良い効果を発揮することがあると思われる．飲酒問題をきっかけに他の問題，例えば家庭や仕事のストレス，人間関係の問題や将来への不安，過去の傷つきや挫折など，飲酒を多くさせている要因が明らかになっていくことがある．現状でその問題が解決されにくい時，飲酒が患者を守る重要な支えになっている．その時に支えを取り上げてしまうことや，支えを外したり軽くしたりすることを強制するのは果たして適当な手段となり得るだろうか．

　患者が飲酒に至る原因に対して介入が可能であれば，減酒目標の達成に着目するよりも，その原因に対するケアを考慮するのが良いだろう．また介入が難しい状況であるならば，患者の語りに寄り添い，患者を取り巻く状況の変化を見守る姿勢でいることが患者の支えになることがある．減酒という手段をきっかけに，本質的な問題を語ってみようかと思えるような場につながる機会を見つけることができた時，それが実は患者の本当のニーズであるかもしれない．

　もっとも重要視すべき事柄は，飲酒量がどれだけ減ったのか，減酒が達成できたのかどうかではなく，関わりのなかで患者自身が生きやすさを獲得することである．減酒はあくまで患者の QOL を上げるきっかけや手段としての位置付けであり，それに過ぎない．逆に患者の生きやすさの獲得を無視して減酒を強要したところで，それが患者にとって意味をもたらすものでないかもしれない．減酒を求めるその背景に何があるのか，そのアンテナを張り巡らせてほしい．減酒の達成にはこだわりすぎず，患者のQOL の上昇を支援する姿勢を意識することが重要である．

# 4 久里浜医療センター「減酒外来」の実績

　当院では減酒外来開設以降，3年弱で350名程度の新規患者が受診した．受診者のなかにはレコーディングによって飲酒習慣の振り返りが可能となり，ブラックアウトや飲酒問題の改善に至っている者，後述するナルメフェンを使用しながら減酒の継続が保てている者もいる．また減酒外来受診者の約1割は，半年の経過中に断酒の継続へと目標が変化した者もいる．

　これらの減酒あるいは断酒の達成の効果により身体面やメンタル面の健康度が上がったことを実感しているケースや，問題行動が減って家族との関係が良好になり満足感を抱いているケースも経験している．もちろん減酒の目標達成には至っていないが，本質的な問題を解決したり受け止めたりしていく過程の最中で減酒あるいは断酒に向かうタイミングを見計らっているケースも存在する．減酒の効果が見られなくても，良い関係性が構築され，患者が批判や攻撃を受けずに語れる場所があることを感じてもらえたらそれで良いと思える診察場面もある．

　とくに感じることが「飲酒について問題を感じていながらも今までアルコールに関して医療機関の受診や相談の機会を躊躇していた」と語る人たちが多くいることである．飲酒習慣という身近な事柄を気軽に相談できる場所が，実はその場所は生活全般や生き方に関することまで自由に語れるきっかけを提供できるような広がりを持っていた——減酒の介入とは，そのような内に秘めた可能性を持つ技術になり得るのではないかと感じている．

**参考文献**

1) 新アルコール・薬物使用障害の診断治療ガイドライン作成委員会（監修）．新アルコール・薬物使用障害の診断治療ガイドライン．新興医学出版社，2018．

2) Starosta AN, et al. The BRENDA Model: Integrating Psychosocial Treatment and Pharmacotherapy for the treatment of alcohol use disorder. J Psychiatr Pract. 2006; 12(2): 80-89.

3) Raistrick D, et al. Review of the effectiveness of treatment for alcohol problems. National Treatment Agency for Substance Misuse, 2006.
https://www.drugsandalcohol.ie/6153/1/3246-3419.pdf

4) Sobell MB, et al. Controlled drinking after 25 years: how important was the great debate? Addiction. 1995; 90(9): 1149-1153.

5) British Psychological Society (UK). Alcohol-Use Disorders: Diagnosis, Assessment and Management of Harmful Drinking and Alcohol Dependence: NICE Clinical Guidelines, No.115. National Collaborating Centre for Mental Health (UK), 2011; pp.40-41.
https://www.ncbi.nlm.nih.gov/books/NBK65487/

6) Roeloffs CA, et al. Problematic Substance Use, Depressive Symptoms, and Gender in Primary Care. Psychiatr Serv. 2001; 52(9): 1251-1253.

7) ウイリアム・R・ミラーら（著）, 松島義博ら（訳）. 動機づけ面接法 基礎・実践編. 星和書店, 2007, pp.43-56.

8) Miller WR, et al. What works? A summary of alcohol treatment outcome research. Handbook of Alcoholism Treatment Approaches. Allyn & Bacon, 2002.

9) Horvath AO, et al. The role of the therapeutic alliance in psychotherapy. J Consult Clin Psychol. 1993; 61(4): 561-573.

# 3 ナルメフェンの効果と適応, 副作用

　2012年12月, オピオイドアンタゴニスト作用を持つナルメフェン（商品名セリンクロ®）が, Europian Medicines Agency（EMA）によってアルコール依存症治療への適用が認可された[1]. その後欧州各国の臨床使用を経て日本では2019年3月に上市された. 現在ナルメフェンはEU, 日本, その他のいくつかの国でWHOの示す飲酒リスクレベル（drinking risk level: DRL）の高リスク（high risk）と超高リスク（very high risk）の飲酒パターンを持つアルコール依存症者への減酒効果をもたらす薬剤として認められている. 本章では, アルコール依存症への飲酒量低減というユニークな作用を持つナルメフェンのプロフィールを解説する.

## 1 アルコール依存症の薬物療法

### 1.1 断酒薬

　アルコール依存症への薬物療法のバリエーションは限られている. 従来の薬物療法は断酒のみに焦点が当てられ, わが国において使用可能な抗酒薬は液体製剤のシアナミド（シアトマイド®）と粉末製剤のジスルフィラム（ノックビン®）があり, 両者ともアルコール依存症の断酒維持のための薬物療法として何十年もの歴史を持っている.

　シアナミドとジスルフィラムはアルデヒド脱水素酵素を阻害し, アル

コール代謝を行わせないことにより，抗酒薬内服中の飲酒で不快な作用を引き起こす[2]．一方で，抗酒薬の効果に関するエビデンスは限られており，管理された治療環境のなかでの使用において効果が発揮される可能性を指摘されている．

　また，NMDA受容体におけるグルタミン酸調整作用を持つと推測されているアカンプロサート（レグテクト®）はアルコール依存症の断酒率の上昇に寄与する薬剤である[3]．このようにアルコール依存症に対する薬物療法は，断酒効果を期待される薬剤によって展開されてきた．

### 1.2　減酒薬の開発

　一方で，薬物療法によって飲酒量を減らすメカニズムについては，1970年にSinclairによって記述されている．飲酒を学習された行動として捉え，アルコールによる期待された効果が得られない場合は摂取量が減るだろうとの仮説に基づき，薬理学的にはオピオイドアンタゴニストがアルコールによる強化（reinforcement）をブロックすることで減酒の効果をもたらすと提唱した[4]．この発見に端を発する，減酒に関するオピオイド系の神経科学的基盤について次に述べたい．

## 2　アルコールとオピオイド系の神経科学的基盤

　オピオイドレセプターがアルコール使用や依存症の進行と関連することについては，そのエビデンスが多数示されている[5]．オピオイドレセプターのうち，μオピオイドレセプターが介する神経伝達の変化が，アルコール消費の強化やアルコール依存症の背景をなす一つのメカニズムであると提唱されている[6]．

　主要なオピオイドレセプターには，μレセプター，κレセプター，δレセプターがある．μとκレセプターは，脊髄灰白質，辺縁系，海馬，視床，線条体や脳幹に分布している[7]．δレセプターは大脳全般の灰白質と海馬

にも分布し，GABA（gamma aminobutyric acid: γ-アミノ酪酸）作動性ニューロンに発現する[8]．βエンドルフィンがμとδレセプター，エンケファリンがδレセプター，ダイノルフィンはκレセプターの主要な内因性リガンドである[7]．μレセプターがオピオイドの報酬効果や鎮痛作用を調節する主要な役割を持ち，また身体依存にも関わると言われている[9]．

アルコールは脳の多くの異なった神経伝達システムに影響を及ぼし，それにはグルタミン酸，GABA，セロトニン，そしてとくにドパミンへの影響が挙げられる[10]．また，アルコールそのものもβエンドルフィン，エンケファリン，ダイノルフィンなどの内因性オピオイドを放出させる[11]．一方で，視床下部室傍核のオピオイドレセプターのブロックはアルコール摂取を減らすことが示されており[6]，オピオイドシステムがアルコールの強化を調整し，また辺縁系のドパミン放出における主要な役割を担うということには多くのエビデンスがある[12]．この仕組みの詳細な経路であるが，アルコールが直接関与するGABA作動性ニューロンに発現するオピオイドレセプターがドパミンニューロンと相互作用し，ドパミン放出を調整する[7]．ドパミンの役割については，中脳の腹側被蓋野のドパミンニューロンや，その投射先としての線条体側坐核は，報酬効果や強化，動機付けに関わるとされる[13]．このような経路でオピオイドがドパミン系に作用し，報酬系の調節に関与していることに結びつく．

アルコール依存症で見られるような長期のアルコール使用は，オピオイドレセプターの密度や効果にも変化をもたらし得ることが指摘されている[14]．機能的神経イメージ画像による研究では，オピオイドシステムの変化や順応が慢性的なアルコール使用と関連していることが示されている．PET研究で計測されるμオピオイドレセプターの側坐核や他の脳の部位での増加は，アルコールの渇望と相関したという報告がある[15]．

このように，オピオイドレセプターを介するアルコール使用に関連した神経基盤が存在し，報酬系等のオピオイドレセプターの調整作用によってアルコール摂取量が変化すること，またアルコールの慢性使用によるオピオイドレセプターの発現の変化によって飲酒に対する渇望が引き起こされるということがこれまでの研究によって指摘されている．

# 3 ナルメフェンの薬理作用

　ナルメフェンは，μおよびδオピオイドレセプターへのアンタゴニスト作用を持ち，κレセプターには部分アゴニスト作用を持つ．ナルメフェンは，先に開発されているオピオイド受容体拮抗薬ナルトレキソン（naltrexone）と類似の化学的構造を持つが[16]，ナルトレキソンと比較して中枢のオピオイドレセプターに効果的に結合し[17]，より高い生物学的利用率を持ち[18]，容量依存性に生じる肝障害がないなどの優れた点を持つ[19]．

　このようなナルメフェンの効果的なオピオイドレセプター調整作用と安全性が，ナルトレキソンよりも優れた飲酒量の低減効果をもたらし得ることが期待された．

　ラットを用いた実験では，ナルメフェンはナルトレキソンと比較してアルコール摂取を有意により効果的に抑制したことが分かった．このことは非依存症と依存症のラット双方に効果が見られた[20]．

　ナルメフェンの薬物動態作用については，20mgのナルメフェンを用いたPET研究にて，半減期が13.4時間で直線的な薬物動態を示した．中枢のμオピオイドレセプターの受容体占拠率は高く，2時間後で87〜100％，26時間後でも83〜100％であった．50時間後のオピオイドレセプター占拠率は48.4〜70.2％を保ち，ナルメフェンの血漿中濃度は極めて低かった．これらの結果は，ナルメフェンのμオピオイドレセプターからの緩やかな分離を示している[17]．

# 4 ナルメフェンの海外の臨床試験について

　先に述べてきた薬理作用を持つナルメフェンの臨床場面での効果検証について解説する．まず，飲酒への渇望やアルコールに関連した刺激（Cue）への反応を評価した研究では，治療を求めていないアルコール依存症者と

機会飲酒者を，ランダムにナルメフェン内服群（1 日 40mg まで），ナルトレキソン内服群（1 日 50mg まで），プラセボ群に分けて 7 日間薬剤投与を行い，いわゆるバーのようなセッティングでアルコールの提供を受けるというチャレンジに参加させた．ナルメフェン群とナルトレキソン群では渇望が減り，飲酒量や頻度がアルコール依存症群の間で減少し，一方で機会飲酒群での効果はプラセボ群と比較しても差が見られなかった．ナルトレキソンのように，ナルメフェンは，飲酒後の“ハイ”になる感覚を減らした[21]．

　ナルメフェンの効果検証に関わる初期のランダム化比較試験（RCT）としては，1994 年の Mason らが行った 21 名のアルコール依存症者の小規模サンプルサイズの研究がある．この研究では二重盲検にてナルメフェン 40mg 群，ナルメフェン 10mg 群，プラセボ群にランダムに振り分けられ，12 週間観察された．プラセボ群と比較して，ナルメフェン使用群は 40mg 群，10mg 群ともに飲酒日あたりの飲酒量を減らした．それに加えて，ナルメフェン 40mg 群では大量飲酒日の減少に有意な効果が見られた．一方でナルメフェン 40mg およびナルメフェン 10mg 使用群で，断酒日の割合はプラセボ群と有意な差は見られなかった．

　以降，サンプル数を増やし，かつ多施設が参加してナルメフェンのRCT が行われた．欧州でのナルメフェンの RCT による検証は，ESENSE1[22]（n＝604）と ESENSE2[23]（n＝718）との名称で，アルコール依存症の成人に要時（as needed）使用での 18mg のナルメフェンの効果を 24 週間調査した．その後に続く SENSE（n＝675）は，初期はナルメフェンの 12 ヶ月までの安全性を調査する目的でデザインされたが，その後効果分析も加えられ，12 ヶ月のフォローアップ期間での検証がなされた．ESENSE1 と ESENSE2 では，ナルメフェンは両試験で大量飲酒日を減らし，ESENSE1 では 6 ヶ月時点の総アルコール消費量を減らした．SENSE では，ナルメフェン使用群で 13 ヶ月時点での大量飲酒日の減少と総飲酒量の減少を認めた．頓用のナルメフェン使用は，アルコール依存症の患者で少なくとも DRL が high 以上（飲酒量が男性 61g/日以上，女性 41g/日以上）の患者にとくに効果を示し，ESENSE1 と ESENSE2 における 6 ヶ月時点の，また SENSE における 13 ヶ月時点の大量飲酒日数と総

アルコール量を減らした．経口のナルメフェンはアルコール依存症の患者が充分に使用に耐えることができ，もっとも一般的に起こる副作用は吐き気，不眠，めまいがあった．これらの RCT の結果として，ナルメフェンはアルコール依存症の治療への新しい重要な選択肢を提供するだろうという結論が導かれている[24]．

# 5 ナルメフェンの国内の治験について

ナルメフェンの国内の治験（国内第III相）は，24 週プラセボ対照二重盲検試験とその後の長期継続オープンラベル試験が行われている．

## 5.1 24 週プラセボ対照二重盲検試験

アルコール依存症患者におけるナルメフェン 10mg および 20mg の有効性，安全性，用量反応性を検討し，ナルメフェン 20mg のプラセボに対する飲酒量低減効果の優越性を検証する目的で行われた．DRL が high 以上のアルコール依存症の日本人患者（DSM- IV -TR）666 例を対象として行われた．対象者は無作為化され，ナルメフェン 10mg 群（n = 184），ナルメフェン 20mg 群（n = 248），プラセボ群（n = 245）に振り分けられた．いずれも飲酒する可能性がある場合に飲酒の 1 ～ 2 時間前に治験薬を頓用した．主要評価項目としてそれぞれの治療群の多量飲酒日（heavy drinking day: HDD，DRL が high 以上となった日）数のベースラインからの平均変化量の推移が観察された（図 1）．12 週間の治療後，大量飲酒日数の平均値が三つのすべてのグループで減少していた．ナルメフェンの治療を受けた両群はプラセボ群と比較して HDD の有意な減少が見られた．これらのベースラインからの減少は内服使用開始後 4 週間から見られ，有意な効果が 24 週を通して観察された．

さらに，副次評価項目としてそれぞれの治療群の 1 ヶ月あたりの総飲酒量（total alcohol consumption: TAC）のベースラインからの平均変化量

**図1** 多量飲酒日（HDD）数のベースラインからの平均変化量の推移

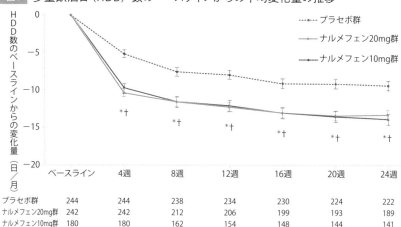

| | ベースライン | 4週 | 8週 | 12週 | 16週 | 20週 | 24週 |
|---|---|---|---|---|---|---|---|
| プラセボ群 | 244 | 244 | 238 | 234 | 230 | 224 | 222 |
| ナルメフェン20mg群 | 242 | 242 | 212 | 206 | 199 | 193 | 189 |
| ナルメフェン10mg群 | 180 | 180 | 162 | 154 | 148 | 144 | 141 |

各治療群のHDD数のベースラインからの変化量（平均値±標準誤差）

＊：P＜0.05　ナルメフェン10mg群 vs. プラセボ群　　†：P＜0.05　ナルメフェン20mg群 vs. プラセボ群

ベースライン時HDD数（日/月）
（平均±SD）：プラセボ群（n＝244）：22.97±6.44，ナルメフェン10mg群（n＝180）：23.49±6.07，
ナルメフェン20mg群（n＝242）：22.64±6.37

Miyata H, et al. Nalmefene in alcohol-dependent patients with a high drinking risk:
Randomized controlled trial. Psychiatry Clin Neurosci. 2019; 73(11): 697-706より作図

の推移が観察された（図2）．各群で TAC の平均値はすべてのグループで同等であった．12週間の治療後，TAC の平均値はすべての群で減少した．ナルメフェン内服群では，プラセボ群と比較して12週目で TAC の著明な減少が見られた．これらの TAC の減少も内服使用開始後4週後から見られ，有意な効果が24週間を通して観察された[25]．

## 5.2　長期継続オープンラベル試験

アルコール依存症患者におけるナルメフェン 20mg の長期の安全性および有効性を検討する目的で行われた．24週プラセボ対象二重盲検試験を完了したアルコール依存症の日本人患者（DSM-Ⅳ-TR）405例を対象に行われた．24週プラセボ対象二重盲検検証試験でナルメフェン 20mg 群に振り分けられた2例は長期継続オープンラベル試験を受けることを希望

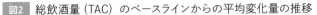

| | | | | | | | |
|---|---|---|---|---|---|---|---|
| **図2** | **総飲酒量（TAC）のベースラインからの平均変化量の推移** | | | | | | |

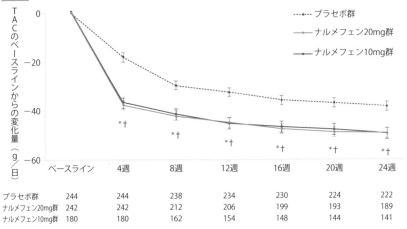

|  | ベースライン | 4週 | 8週 | 12週 | 16週 | 20週 | 24週 |
|---|---|---|---|---|---|---|---|
| プラセボ群 | 244 | 244 | 238 | 234 | 230 | 224 | 222 |
| ナルメフェン20mg群 | 242 | 242 | 212 | 206 | 199 | 193 | 189 |
| ナルメフェン10mg群 | 180 | 180 | 162 | 154 | 148 | 144 | 141 |

各治療群の1ヶ月の平均アルコール消費量（g/日）の変化量（平均値±標準誤差）

＊：$P<0.05$　ナルメフェン10mg群 vs. プラセボ群　　†：$P<0.05$　ナルメフェン20mg群 vs. プラセボ群

ベースライン時TAC（g/日）
（平均±SD）：プラセボ群（n=244）：95.08±48.70, ナルメフェン10mg群（n=180）：95.93±41.10,
ナルメフェン20mg群（n=242）：93.07±37.45

Miyata H, et al. Nalmefene in alcohol-dependent patients with a high drinking risk:
Randomized controlled trial. Psychiatry Clin Neurosci. 2019; 73(11): 697-706より作図

せず，残りの403例のうち，プラセボ群からの移行例172例，ナルメフェン10mgからの移行例94例，ナルメフェン20mgからの移行例137例について長期継続試験の対象とした．プラセボ群のうち3例がベースラインのHDD数が不明で解析には含まれなかった．

　ナルメフェン20mg群の長期的効果に関しては，ベースラインから48週後までHDDとTACの減少が見られた．HDDとTACの減少は内服開始4週間後から見られ，48週間を通して持続した．また24週時点でプラセボからナルメフェン20mgに移行した群では，HDDのベースラインからの減少が24週時点で－8.83±0.72日から，48週時点で－14.39±0.67日に減少した（図3）．TACは24週時点でベースラインからの減少が－34.13±2.11g/日から，48週時点で－50.37±2.06日に減少した．HDDとTACの減少は28週目から見られ，その後の24週間を通して持続した（図3）．

**図3** ナルメフェン長期継続オープンラベル試験

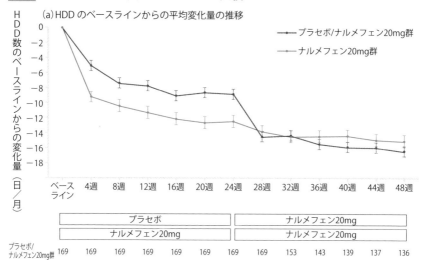

(a)HDD のベースラインからの平均変化量の推移

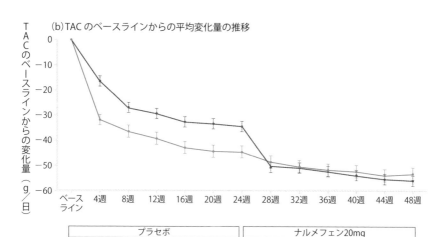

(b)TAC のベースラインからの平均変化量の推移

Higuchi S, et al. Long-term safety and efficacy of nalmefene in Japanese patients with alcohol dependence. Psychiatry Clin Neurosci. 2020; 74(8): 431-438より作成

　他の評価項目として，臨床全般重症度 CGI-S（Clinical Global Impression-Severity of Illness），臨床全般改善度 CGI-I（Clinical Global Impression-Global Improvement），QOL に対するアルコール使用障害の評価尺度 AQoLS（Alcohol Quality of Life Scale）のスコアはナルメフェン 20mg 群で 24 週目まで改善しており，この改善効果は 48 週後まで続いた．一方で QOL を評価する SF-36（MOS Short-Form 36-Item Health Survey）と EQ-5D（EuroQol 5 dimmension）のスコアは 48 週間の治療期間を通してベースラインからの有意な変化を認めなかった．血漿中の γ-GTP や ALT 値の現象はナルメフェン 20mg 群で 24 週目に減少しており，48 週後まで持続した．また，ナルメフェンへの依存性や離脱症状を認めず，このことはナルメフェンの薬理作用である μ および δ レセプターへのアンタゴニスト作用と κ レセプターへの部分アゴニスト作用が，依存に伴う報酬回路を活性化させることがないということを示している．

　ナルメフェン 24 週プラセボ対照二重盲検試験にて，いずれかの群で 5% 以上発現した有害事象を表 1 に示す．嘔気嘔吐，咽頭炎，めまい，傾眠な

**表1　国内のナルメフェン 24 週プラセボ対照二重盲検試験**
いずれかの群で 5% 以上発現した有害事象

|  | ナルメフェン 20mg（n＝248） | ナルメフェン 10mg（n＝184） | プラセボ（n＝245） |
|---|---|---|---|
| すべての有害事象 | 218（87.9%） | 156（84.8%） | 194（79.2%） |
| 便秘 | 13（5.2%） | 8（4.3%） | 2（0.8%） |
| めまい | 51（20.6%） | 20（10.9%） | 10（4.1%） |
| 頭痛 | 24（9.7%） | 21（11.4%） | 20（8.2%） |
| 不眠 | 20（8.1%） | 15（8.2%） | 2（0.8%） |
| 倦怠感 | 24（9.7%） | 7（3.8%） | 8（3.3%） |
| 咽頭炎 | 54（21.8%） | 40（21.7%） | 91（37.1%） |
| 嘔気 | 79（31.9%） | 58（31.5%） | 15（6.1%） |
| 動悸 | 13（5.2%） | 7（3.8%） | 2（0.8%） |
| 傾眠 | 39（15.7%） | 18（9.8%） | 17（6.9%） |
| 嘔吐 | 34（13.7%） | 16（8.7%） | 5（2.0%） |
| 食欲不振 | 13（5.2%） | 11（6.0%） | 3（1.2%） |

Miyata H, et al. Nalmefene in alcohol-dependent patients with a high drinking risk: Randomized controlled trial. Psychiatry Clin Neurosci. 2019; 73(11): 697-706 より作成

どを始めとする有害事象が観察された.

　長期継続試験も含めたナルメフェン 20mg 群（n = 137）に生じた有害事象は, 48 週の治療期間中, 5% 以上の頻度に生じた有害事象が, 咽頭炎, 吐き気, 眠気, めまいであった. 有害事象の出現は主に 0 ～ 24 週の間に報告され, 24 ～ 48 週の間に減少した. 5% 未満の有害事象は 0 ～ 24 週の間に生じたが, 24 ～ 48 週の間に 5% 以上の発生率に増えた事象が腹部不快感, 背部痛, 味覚障害, 頭痛であった. ほとんどの有害事象は, 0 ～ 24 週, 24 ～ 48 週の双方の期間で軽度から中等度であった[26]. 嘔気が出現した場合にはドンペリドンやメトクロプラミドなどの嘔気止めの内服が考慮される.

# 6 ナルメフェン内服によりもたらされる効果

## 6.1 減酒による死亡率低下のメタアナリシスを用いたナルメフェンの効果

　アルコール依存症者の死亡率の低下は治療効果にとって重要な臨床的指標である. 先述した欧州で行われたナルメフェンの二重盲検プラセボ比較試験（ESENSE1, ESENSE2, SENSE）の結果と, 減酒によるすべての要因の死亡率への効果に関するメタアナリシスの結果を用いて, ナルメフェンの使用による死亡率の減少を算出した研究によれば, ナルメフェン使用群はプラセボ群と比較して 8%（95% 信頼区間：2%, 13%）の死亡率の減少と関連した. アルコール依存症者は死亡率が高く, 断酒または減酒もアルコール依存症者の死亡率を減少させるため, 治療ゴールとして考慮されるべきであると結論づけられている[27].

## 6.2 ナルメフェンの費用対効果について

　ナルメフェン使用と心理社会的サポートの組み合わせは, 心理社会的治療のみの場合と比較した場合に, DRL が high 以上のアルコール依存症者

の飲酒量低減について費用対効果が良いのかどうかを検証した研究がある．この研究も，先述の欧州の二重盲検プラセボ比較試験の結果を用いており，ナルメフェン使用群と非使用群の 5 年間にわたる費用対効果を予測している．この結果によれば，ナルメフェン使用と心理社会的治療を組み合わせたほうが費用対効果が良く，さらに両者の組み合わせは 5 年間で人口 10 万人あたりにして 7179 のアルコール関連疾患やけが，309 の死亡を回避すると試算された．以上より，ナルメフェンはアルコール依存症の治療において費用対効果が良いと推測され，公衆衛生学的に充分な利益をもたらし得ると結論づけられている[28]．

## 6.3 ナルメフェンの QOL への改善効果について

ナルメフェンの内服によって，減酒を経たあとの患者の QOL が改善するのかどうかがナルメフェンの効果の本質を測るものであると言える．

先の二重盲検プラセボ比較試験のうち，24 週目までの効果を見た二つのランダム化比較試験（ESENSE1 と ESENSE2）において，同調査のいずれかの参加者に QOL を測定する質問項目（SF-36, EQ-5D, DrInC-2R：Drinker Inventory of Consequences）の調査を行った．667 名の対象者のうち，24 週の時点で，ナルメフェン使用群は SF-36 のスコアのうち精神的要素のスコア（MCS：mental component score）と身体的要素のスコア（PCS：physical component score）でプラセボ群と比較して有意にベースラインからの改善効果が見られた（図 4）．また EQ-5D の健康状態を問うスコアと DrInC-2R のスコアも有意な改善効果を認めた．また SF-36 の精神的要素のスコアの改善と DrInC-2R の改善は大量飲酒日および総飲酒量の減少と関連した．結論として，ナルメフェンは QOL の上昇に関与し得ると言える[29]．

## 6.4 ナルメフェンの肝線維化の改善効果

アルコール依存症と診断され，肝硬化や肝線維化を来している患者へのナルメフェン投与による減酒の効果と肝パラメータ値の変化を観察した研

**図4** ナルメフェン 24 週プラセボ対象比較試験 (ESENSE1, ESENS2) QOL スコアのベースラインからの変化

ナルメフェン使用群は、SF-36のスコアのうち精神的要素のスコア (MCS:mental component score ※左図) と身体的要素のスコア (PCS:physical component score ※右図) でプラセボ群と比較して有意にベースラインからの改善効果が得られた.

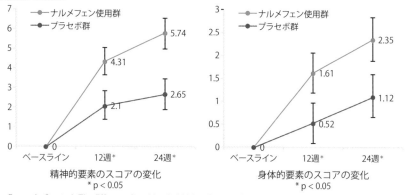

精神的要素のスコアの変化　　　　身体的要素のスコアの変化
＊p < 0.05　　　　　　　　　　＊p < 0.05

François C, et al. The Effects of as-Needed Nalmefene on Patient-Reported Outcomes and Quality of Life in Relation to a Reduction in Alcohol Consumption in Alcohol-Dependent Patients. PLoS One. 2015; 10(6): e0129289より作成

究によれば, 12 週間の観察期間中に頓用でナルメフェンの内服を行った 39 名のうち, 12 週目の時点で月あたり 13.5 日の大量飲酒日の低下や, 1 日あたり 45.8g の総飲酒量の低下が認められた. 12 週後に肝硬度値 (6kPa) は 13％減少し, 肝脂肪化の定量評価の指標 CAP (controlled attenuation parameter) 値も 10％減少した.

　これらの結果から, 12 週間のナルメフェン使用は飲酒量を減らし, 肝硬度や CAP 値の改善を示す可能性が示唆された[30].

## 6.5　プライマリケアの場でのナルメフェン投与について

　プライマリケアの場において, 12 週の非盲検試験にて, アルコール依存症に対するナルメフェンの効果と安全性を評価した. 患者は試験導入前 2 週間の飲酒パターンを記録し, 2 週間のうちに少なくとも DRL が high 以上の飲酒パターンを続けた試験参加者はコホート A に, DRL が high を下回る飲酒量の参加者はコホート B に分類された.

　コホート A 群はシンプルな心理社会的介入と，飲酒の危険を感じた時にナルメフェンを頓用で使用し，コホート B 群は心理社会的介入と従来の診療を受けた．378 名の患者のうち，330 名がコホート A，48 名がコホート B に組み入れられた．コホート A 群は 12 週間後，1 ヶ月あたりの大量飲酒日数が 13.1 日減少し，55％が DRL が 2 段階低下し，44％が低 DRL まで飲酒量を減らすことができた．もっともよく出現した副作用は吐き気（18.3％），めまい（17.7％）であった．コホート B 群の患者は低いアルコール消費のレベルを維持していた．これらの結果から，プライマリケアの場においても，アルコール依存症にナルメフェンの投与とシンプルな心理的介入を行うことで有意にアルコール消費を減少させることが示唆された[31]．

　ナルメフェンの有効性や安全性に関するシステマティックレビューによれば，ナルメフェンはアルコール使用障害の治療へのパラダイム変化をもたらし，断酒を受け入れることに気が進まない患者への治療参加や，大量飲酒者への患者中心のケアを構築することへの呼びかけにつながると評価する一方で，特定の人口層（アルコール関連の疾患を持つ者，妊産婦，精神疾患などを持つ者）での安全性に関するデータや，他の飲酒量低減の効果が期待される他の薬剤との比較がさらに必要であると述べられている[32]．

# 7　日本でのナルメフェン使用の実際について

　2018 年に出版された新アルコール・薬物使用障害診断治療ガイドラインには，アルコール依存症の治療目標の推奨事項として，"軽症の依存症で明確な合併症を有しないケース"や，"より重症な依存症ケースであっても本人が断酒を希望しない場合には，飲酒量低減を暫定的な治療目標にすることも考慮する"と記載されており，続いて薬物療法としてナルメフェンを考慮すること，毎日の飲酒量のモニタリングなどの心理行動療法の併用が重要であると述べられている[33]．

**図5** 飲酒量低減治療のフローチャート

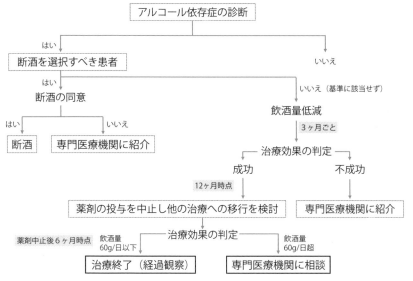

日本アルコール・アディクション医学会，日本アルコール関連問題学会，日本肝臓学会，日本消化器病学会，
日本プライマリ・ケア連合会. 飲酒量低減治療マニュアル ポケット版【第1版】. 2019年より作成

　また各学会が共同で作成した「飲酒量低減治療マニュアル　ポケット版」には，アルコール依存症の診断から飲酒量低減治療の選択を含めたフローチャートを提示している（図5）．このマニュアルでは「断酒を選択すべき患者」の基準に該当しない場合に飲酒量低減を治療目標として選択することが可能であるとしている．

## 7.1　減酒を選択できない時

　断酒を選択すべき患者の要素として以下が挙げられている．

#### 1）入院による治療が必要な患者

- ・飲酒に伴って生じる問題が重篤で社会・家庭生活が困難な患者
- ・臓器障害が重篤で飲酒により生命の危機にあるような患者
- ・現在，緊急の治療を要するアルコール離脱症状（幻覚，けいれん，振

戦せん妄など）のある患者

## 2）断酒を希望する患者

　フローチャートでは飲酒量低減治療の効果判定を 3 ヶ月ごとに行い，飲酒量が男性では平均純アルコール量 40g/日以下・女性では 20g/日以下を維持するか，あるいは飲酒量が低下し，飲酒に関連した健康問題や社会問題に顕著な改善が認められることが 3 ヶ月維持された場合を飲酒量低減達成の目安としている[34]．

# 8　まとめ

　ナルメフェンの薬理作用からもたらされる飲酒量低減効果は欧州や日本での治験にて支持され，臨床使用の場面でも飲酒量低減および QOL の改善を始めとする様々な改善効果が得られている．今後，国内の臨床使用における経験の集積と，合併症などのバックグラウンドが異なったアルコール依存症者に対する治療効果の検証などが今後の課題である．

### 参考文献

1) Soyka M. Nalmefene for the treatment of alcohol dependence: a current update. Int J Neuropsychopharmacol. 2014; 17 (4): 675-684.

2) Jørgensen CH, et al.: The efficacy of disulfiram for the treatment of alcohol use disorder. Alcohol Clin Exp Res. 2011; 35 (10): 1749-1758.

3) Soyka M. Pharmacotherapy of Alcohol Use Disorders. NeuroPsychopharmacotherapy. 2020; 1-17.
https://link.springer.com/referencework/10.1007/978-3-319-56015-1_384-1

4) Sinclair JD. Evidence about the use of naltrexone and for different ways of using it in the treatment of alcoholism. Alcohol Alcohol. 2001; 36 (1): 2-10.

5) Ciccocioppo R, et al. Effect of selective blockade of mu (1) or delta opioid receptors on reinstatement of alcohol-seeking behavior by drug-associated stimuli in rats. Neuropsychopharmacology. 2002; 27 (3): 391-399.

6) Oswald LM, et al. Opioids and alcoholism. Physiol Behav. 2004; 81 (2): 339-358.

7) Koob GF, et al. Neurobiology of addiction: a neuroadaptational view relevant for diagnosis. Addiction. 2006; 101: 23-30.

8) Erbs E, et al. Distribution of delta opioid receptor-expressing neurons in the mouse hippocampus. Neuroscience 2012; 221: 203-213.

9) Narita M, et al. Regulations of opioid dependence by opioid receptor types. Pharmacol Ther. 2001; 89: 1-15.

10) Spanagel R, et al. New pharmacological treatment strategies for relapse prevention. Curr Top Behav Neurosci. 2013; 13: 583-609.

11) Marinelli PW, et al. A microdialysis profile of dynorphin A (1-8) release in the rat nucleus accumbens following alcohol administration. Alcohol Clin Exp Res. 2006; 30 (6): 982-990.

12) Jarjour S, et al. Effect of acute ethanol administration on the release of opioid peptides from the midbrain including the ventral tegmental area. Alcohol Clin Exp Res. 2009; 33 (6): 1033-1043.

13) Adcock RA, et al. Reward-motivated learning: mesolimbic activation precedes memory formation. Neuron. 2006; 50 (3): 507-517.

14) Chen F, et al. Effect of chronic ethanol and withdrawal on the mu-opioid receptor- and 5-Hydroxytryptamine (1A) receptor-stimulated binding of [(35)S] Guanosine-5′ -O-(3-thio) triphosphate in the fawn-hooded rat brain: a quantitative autoradiography study. J Pharmacol Exp Ther. 2000; 293 (1): 159-165.

15) Heinz A, et al. Correlation of stable elevations in striatal mu-opioid receptor availability in detoxified alcoholic patients with alcohol craving: a positron emission tomography study using carbon 11-labeled carfentanil. Arch Gen Psychiatry. 2005; 62 (1): 57-64.

16) Swift RM. Naltrexone and nalmefene: any meaningful difference?. Biol Psychiatry. 2013; 73 (8): 700-701.

17) Ingman K, et al. Prolonged central mu-opioid receptor occupancy after single and repeated nalmefene dosing. Neuropsychopharmacology. 2005; 30 (12): 2245-2253.

18) Dixon R, et al. Nalmefene: safety and kinetics after single and multiple oral doses of a new opioid antagonist. J Clin Pharmacol. 1987; 27 (3): 233-239.

19) Mason BJ, et al. A double-blind, placebo-controlled study of oral nalmefene for alcohol dependence. Arch Gen Psychiatry. 1999; 56 (8): 719-724.

20) Walker BM, et al. Pharmacological evidence for a motivational role of kappa-opioid systems in ethanol dependence. Neuropsychopharmacology. 2008; 33 (3): 643-652.

21) Drobes DJ, et al. Effects of naltrexone and nalmefene on subjective response to alcohol among non-treatment-seeking alcoholics and social drinkers. Alcohol Clin Exp Res. 2004; 28 (9): 1362-1370.

22) Aubin HJ, et al. Esense1-efficacy of nalmefene as-needed in alcohol dependent patients with high drinking risk levels. Alcohol and alcoholism. 2013; 48: i46-i47.

23) van den Brink W, et al. Esense 2-randomised controlled 6-month study of as-needed nalmefene: subgroup analysis of alcohol dependent patients with high drinking risk level. European psychiatry. 2013; 28(S1): 1.

24）Keating GM. Nalmefene: a review of its use in the treatment of alcohol dependence. CNS Drugs. 2013; 27 (9): 761-772.

25）Miyata H, et al. Nalmefene in alcohol-dependent patients with a high drinking risk: Randomized controlled trial. Psychiatry Clin Neurosci. 2019; 73 (11): 697-706.

26）Higuchi S, et al. Long-term safety and efficacy of nalmefene in Japanese patients with alcohol dependence. Psychiatry Clin Neurosci. 2020; 74 (8): 431-438.

27）Roerecke M, et al. Clinical Relevence of nalmefene versus placebo in alcohol treatment: reduction in mortality risk. J Psychopharmacol. 2015; 29 (11): 1152-1158.

28）Laramée P, et al. The cost-effectiveness and public health benefit of nalmefene added to psychosocial support for the reduction of alcohol consumption in alcohol-dependent patients with high/very high drinking risk levels: a Markov model. BMJ Open. 2014; 4 (9): e005376.

29）François C, et al. The Effects of as-Needed Nalmefene on Patient-Reported Outcomes and Quality of Life in Relation to a Reduction in Alcohol Consumption in Alcohol-Dependent Patients. PLoS One. 2015; 10 (6): e0129289.

30）Mueller S, et al. Open-label Study with Nalmefene as Needed Use in Alcohol-Dependent Patients with Evidence of Elevated Liver Stiffness and/or Hepatic Steatosis. Alcohol Alcohol. 2020; 55 (1): 63-70.

31）Castera P, et al. Nalmefene, Given as Needed, in the Routine Treatment of Patients with Alcohol Dependence: An Interventional, Open-Label Study in Primary Care. Eur Addict Res. 2018; 24 (6): 293-303.
https://www.karger.com/Article/FullText/494692

32）López-Pelayo H, et al. Safety of nalmefene for the treatment of alcohol use disorder: an update. Expert Opin Drug Saf. 2020; 19 (1): 9-17.

33）新アルコール・薬物使用障害の診断治療ガイドライン作成委員会（監修）. 新アルコール・薬物使用障害の診断治療ガイドライン. 新興医学出版社, 2018.

34）日本アルコール・アディクション医学会, 日本アルコール関連問題学会, 日本肝臓学会, 日本消化器病学会, 日本プライマリ・ケア連合会. 飲酒量低減治療マニュアル　ポケット版【第1版】. 2019.
https://www.j-arukanren.com/pdf/201911_inshuryouteigen_chiryou_poket.pdf

# 4 減酒外来で注意すべき疾患

　減酒外来を受診する患者は，その飲酒量や頻度，飲酒歴の長さは異なるものの，一定期間アルコールを摂取していたことにより，身体的・精神的問題を抱えている場合が多い．表1にアルコール関連疾患と症候の一部を示す[1]．

**表1** 代表的なアルコール関連疾患と症例

| 口腔・咽頭 | 舌癌，咽頭癌，喉頭癌，齲歯・歯周炎，ペラグラ(舌炎) |
|---|---|
| 食道 | 食道癌，逆流性食道炎，食道静脈瘤，マロリーワイス症候群 |
| 胃・腸 | 急性胃炎，出血性胃炎，腸吸収障害(軟便・下痢)，結腸・直腸癌 |
| 乳房・生殖器 | 乳癌，肝硬変による女性化乳房，睾丸萎縮，インポテンツ，月経不全，胎児性アルコール症候群(出生時低体重・小脳低形成・ADHD など) |
| 肝臓 | 脂肪肝，肝線維症，アルコール性肝炎，アルコール性肝硬変，肝癌，B型・C型肝炎の悪化，肝不全 |
| 膵臓 | 急性膵炎(膵臓壊死・腹膜炎)，慢性膵炎，膵石症 |
| 心臓・循環器 | 高血圧，不整脈(心房細動など)，アルコール性心筋症 |
| 血液・代謝 | 大球性貧血(葉酸欠乏)，免疫力低下(白血球減少，リンパ球機能不全)，糖尿病(少量飲酒では改善，多量飲酒で悪化)，アルコール性低血糖，高脂血症，メタボリック・シンドローム，高尿酸血症・痛風 |
| 末梢神経・筋・骨 | 末梢神経炎(しびれ・筋肉萎縮)，横紋筋融解症，ミオパチー，大腿骨頭壊死，骨粗鬆症 |
| 脳・中枢神経 | 大脳萎縮，小脳変性症，ウェルニッケ脳症(ビタミンB1欠乏)，脳梗塞・脳出血，(外傷による)硬膜下血腫，肝性脳症 |
| 精神・行動 | アルコール依存症，アルコールの有害な使用，アルコール性認知症，アルコール誘発性気分障害，急性アルコール中毒，アルコール離脱症状(睡眠障害・発汗・焦燥感・痙攣発作・せん妄など) |

日本アルコール・アディクション医学会.「あなたの飲酒」が心配です. 図表を一部改変

アルコールの過剰な摂取により生じる健康問題は，肝機能障害などに加え，高血圧や糖尿病などの循環代謝系の問題，ウェルニッケ脳症などの脳神経系の問題，うつ病などの精神・行動上の問題を含み，非常に多岐にわたる．減酒外来では断酒と異なり，ある程度のアルコール摂取を許容するため，こういった心身の合併症にも注意が必要である．詳しくは成書に委ねるが，そのなかでも頻度や重要性が高い，代表的な疾患について紹介する．

# 1 アルコールと肝疾患

長期間の過度な飲酒による多様な臓器障害のなかで，もっとも頻度が高いものの一つがアルコール性肝障害である．日本のアルコール性肝障害の病型として，①アルコール性脂肪肝，②アルコール性肝線維症，③アルコール性肝炎，④アルコール性肝硬変，⑤アルコール性肝癌の5病型が定められている[2]．アルコール性肝障害の治療の根幹は断酒であり，アルコール性脂肪肝や重症化する前の肝炎，肝線維症は断酒で病態が改善する．久里浜医療センターの調査によると，アルコール性肝硬変の場合，断酒を継続した場合は4.4年後の生存率は88％，飲酒を継続した場合は35％であり[3]，減酒外来では，定期的な検査データの確認により肝機能の評価を行い，必要に応じてタイミングよく断酒への移行を行うことも重要である．

# 2 アルコールと膵疾患

わが国の2011年の疫学調査では，1年間に急性膵炎で受療した患者数は約6万3000人と推定されており，アルコール性が34％（男性では46％）を占め，成因でもっとも頻度が高い．また，慢性膵炎の2011年の

推定受療患者数は約 6 万 7000 人であり, アルコール性が 70％ と非常に高率である [4].

　わが国では 2015 年に実施された, 急性膵炎 574 例, 慢性膵炎 408 例の計 982 例と対照群計 1015 例を比較した症例対照研究によると, 慢性膵炎の発生は飲酒しない群と比較して, エタノール換算 20g 以上 40g 未満 (日本酒の場合 1 合以上 2 合未満) ／日の群が 2.6 倍と有意に上昇していた [5]. 肝機能と同様, 定期的な検査データ確認などのフォローアップ, 断酒への移行が必要である.

# 3　アルコールと高血圧

　アルコールによる血圧上昇の機序には, 神経系への作用, 血管内皮への作用, レニン - アンジオテンシン系への作用, 副腎への作用, カルシウム代謝への影響など様々な要因が関与していると考えられている.

　1 日の平均飲酒量を 23g (ビール中瓶 1 本, あるいは日本酒 1 合程度) 減らすことにより, 収縮期血圧は 4 ～ 5mmHg 程度低下する [6]. わが国の男性高血圧患者の約 35％ はアルコールによる高血圧と言われている. 飲酒によって高血圧になるリスクは, 1990 年の国民を代表するランダムサンプルの集団約 8000 人で, 年齢と BMI を調整してオッズ比を算出した結果が示されており, 男性では日本酒換算 1 日 1 合程度飲む人は, もともと飲まない人の 1.74 倍, 1 日 3 合以上では 2.46 倍, 高血圧を発症していた [6].

　アルコールの摂取量を減らすと血圧が低下することは, 世界の介入試験でも報告されており, わが国でも節酒の降圧効果が示されている. 定期的に血圧測定を行うなど, 日常生活での自己管理を行うとともに, 状況に応じてさらなる減酒の必要性や方法を話し合っていくことも重要である.

# 4　アルコールと中枢神経疾患

　アルコールの慢性作用としてウェルニッケ脳症やアルコールの離脱症状に伴う振戦，せん妄，痙攣，幻覚やアルコール関連認知症など，多様な疾患と症状が引き起こされる．ここでは，代表的なウェルニッケ脳症について紹介する．

　ウェルニッケ脳症はビタミンB1の欠乏が原因で発症し，意識障害と眼症状（眼振）と歩行障害（小脳失調性歩行）の3徴候が急性期の主要症状とされている．食事を摂らずに飲酒だけすることによる栄養失調，アルコールの消化管障害によるビタミンB1の吸収不良，アルコールがビタミンB1を活性化する物質の生成を抑制し，アルコールの代謝にもビタミンB1が使われるために欠乏しやすいこと，肝機能障害によるビタミンB1貯蔵能の低下など，多くの機序が発症に関与すると考えられている[7]．ウェルニッケ脳症は，放置すると死亡率も高く（20〜40%），治療が遅れると不可逆的な記銘力障害や見当識障害を伴うコルサコフ症候群に高率に移行する（50〜80%）ため，早期発見，介入が重要である[8]．減酒外来においても，ビタミン剤を処方するなど注意深く予防を行う必要がある．

# 5　その他の注意すべき疾患や症状

　減酒外来では，アルコールに関連する身体的問題や仕事や家庭などの社会的問題を確認し，患者に共感しながら対話することで飲酒量低減の目標を設定し合意を得る．この際，容易に達成可能なスモールステップの目標を設定することが重要であるが，患者によっては「やるなら大胆に減らしたい」と希望する者もいる．しかし，日頃の飲酒量を10とした場合，減酒によって飲酒量を5に減らした場合と，一気に1に減らした場合とでは身体的あるいは精神的な影響は異なる．ここでは，予測し得る，減酒・節酒を行った際に見られる可能性のある身体的な症状や，心理的な問題につ

いて解説する．実際の減酒外来の運用では，以下の離脱症状や不眠の対処が丁寧にできることが減酒成功に良い影響を与えていると実感している．

## 5.1 離脱症状

極端にアルコール摂取の量を減らした場合，一時的に離脱症状が見られることがある．断酒ではなく，減酒という方法を用いることで，断酒で見られるような離脱症状がどの程度予防できるのかという調査報告はほとんどない．これは，離脱症状が人によって異なること，そして，それらの結果を飲酒パターン，例えば連続飲酒※や過剰飲酒，ビンジドリンキング※などの間での比較が困難であることがその理由であろう[9]．アルコール離脱症状については，アルコールが脳神経系に与える影響を理解する必要があるため，そのメカニズムについて説明する．

※連続飲酒：酒を数時間おきに飲み続け，絶えず体にアルコールが残っている状態を指す．
ビンジドリンキング：短時間に酩酊に至る多量のアルコールを摂取する飲酒パターンの一つ．2 時間以内に男性で 5 ドリンク（純アルコール 50g 程度）以上，女性で 4 ドリンク（同 40g 程度）以上の飲酒を指す．

### 1）アルコール離脱症状のメカニズム

アルコールは脂溶性分子である．神経系の細胞膜を含むすべての細胞膜は脂質で構成されているが，アルコールはニューロンの細胞膜に入り込み，細胞膜の性質を変えてしまう．細胞膜は神経伝達物質を放出するが，アルコールによってこの働きが阻害される．さらに細胞膜に存在する様々な神経伝達物質の受容体もアルコールによって機能変化を引き起こす．表 2 に神経伝達物質と受容体におけるアルコールの影響をまとめる．

それでは，アルコールの離脱症状はどのようにして起こるのか．アルコール離脱は神経伝達物質のリバウンドによって引き起こされる．アルコール離脱に関与する主な神経伝達物質システムは GABA システムである．GABA は人の落ち着きやリラックス，眠気を引き起こす．アルコールはこれらの GABA 受容体の機能を強化するため，人々がアルコールを摂取した時，気分の落ち着きやリラックス，または眠気を感じるのであ

## 表2 神経伝達物質と受容体におけるアルコールの影響

| | |
|---|---|
| グルタミン酸 | ・アルコールは，グルタミン酸受容体の機能を阻害する.<br>・これにより，筋弛緩，動きの不調和，呂律が回らない，足元のおぼつかなさ，記憶障害，ブラックアウトを引き起こす.<br>・エーテルやクロロホルムも，グルタミン酸のシステムに類似の作用をもたらす. |
| GABA | ・アルコールは，GABA受容体の働きを強化する.<br>・これにより，穏やかな感じになったり，不安が軽減されたり，眠くなったりする.<br>・バリウムも，GABAと類似した作用を持つ. |
| ドパミン | ・アルコールはドパミンのレベルを上昇させる.<br>・これが興奮や刺激をもたらす.<br>・コカインやアンフェタミンも，ドパミンシステムに対して類似した作用を起こす. |
| エンドルフィン | ・アルコールは，エンドルフィンのレベルを上昇させる.<br>・これにより，痛みが止まり，エンドルフィン「ハイ」がもたらされる.<br>・モルヒネやヘロインも，エンドルフィンシステムに対して類似の作用を持つ. |

Anderson K. How to Change Your Drinking: A Harm Reduction Guide to Alcohol. HAMS Harm Reduction Network, 2010 の内容を一部改変

る．しかしGABA受容体は長期間にわたってアルコールに曝露されるとGABA受容体の伝達効果を減弱させてしまう.

そして，突然，アルコールの存在がなくなった時，これらのGABA受容体はGABAに対して正常な反応ができず，非常に弱い反応しか起こせなくなり，その結果不安，パニック，不眠症が起こる．また，GABA受容体の機能がアルコールによって強化された時に起こるもう一つの現象は，脳がより多くのアドレナリンと他の同様の神経伝達物質を生成することによって，この鎮静効果を克服しようとするものである．アルコールが完全に取り除かれると，このアドレナリンとその類似物質が脳内に横行するようになる．これが，血圧の上昇や心拍数の上昇，急速な呼吸，発熱，幻覚，発作などをもたらす.

アルコールはまたグルタミン酸受容体を阻害し，足元がおぼつかなくなる，呂律が回らない，全般的な筋協調の妨げなどを引き起こすとされる．グルタミン酸受容体のリバウンドは，上記の離脱症状に関与していると考える.

## 2）アルコール離脱症状のレベルと対処

　Anderson は，アルコールの離脱症状を三つのレベルに分類している[10]（表3）．

　減酒外来においても，これまでの飲酒量や頻度，飲酒期間などの情報に加え，最終飲酒からの経過時間を踏まえ，上記症状の出現はないか，充分に留意する必要がある．そして，レベル3のように，重度のアルコール離脱症状または振戦せん妄が認められる患者は，これらの症状が軽減するまで集中治療室（ICU）で管理すべきである．

　ウェルニッケ-コルサコフ症候群および他の合併症を予防するため，治療として静注チアミンやベンゾジアゼピン系薬剤の投与が行われる．アルコールに耐性を持つ人は，離脱治療によく用いられる薬物（例，ベンゾジアゼピン系薬剤）にも交差耐性を示すとされているが，用量と投与経路は，離脱の程度，バイタルサイン，および精神状態による．

**表3** アルコール離脱症状のレベル

| レベル1：軽度（Minor） | 手指の振戦，発汗，軽度の不安，嘔気，頭痛が生じる．これらの症状は最終飲酒後6～12時間後に出現する． |
|---|---|
| レベル2：中等度（Mid-level） | この段階になると，さらにバイタルサインや幻聴・幻覚が生じる．患者は徐々にその幻覚が現実のものではないということに気づき始める．頻脈，不整脈が見られる．これらの症状は最終飲酒後12～48時間後に見られる． |
| レベル3：重度（Major） | せん妄，アルコールによる幻覚が見られ，患者は幻覚と現実の判断ができなくなる．大量の発汗，重篤な血圧の上昇，重篤な振戦，発熱が見られ，死亡することもある．これらの症状は，最終飲酒後48～72時間で出現し，5日目にピークを迎える． |

Anderson K. How to Change Your Drinking: A Harm Reduction Guide to Alcohol. HAMS Harm Reduction Network, 2010 の内容を一部改変

## 3）離脱症状のリスクを下げるための工夫

　前述の Anderson は，アルコールの離脱症状を予防するための確実な二つの方法を紹介している．

　①毎週，数日断酒日を作る．これは，酔っ払うような日があったとしても

効果があるだろう.

② もし,毎日飲酒するという選択をした場合は,1日の純アルコール量で 56g を超えないようにする.

　一週間のうち,数日を断酒日とすることで,アルコールが完全に身体から抜け,神経伝達物質の機能を正常化することができる.また,純アルコール 56g は数時間で代謝できるため,毎日飲んだとしても神経伝達物質の機能を正常化できる.このように,神経伝達物質の機能が正常化する充分な時間を確保することで,離脱症状の発現を予防することができる.

## 5.2　睡眠障害

　前述のとおり,アルコールは GABA 受容体の機能を強化するため,飲酒によって落ち着いた気分やリラックス,または眠気を感じるため,寝る前に飲酒するという患者も多い.ある程度の量のアルコールは,一般的に入眠を促進し,熟眠感を増す.一方で,睡眠後半になり血中のアルコール濃度が低下すると代償的に REM 睡眠が増加し,眠りが浅くなったり覚醒したりしてしまうことが確認されている [11].実際,日本国内で無作為に抽出された 300 の市町村に住む 1 万 8205 人を対象にした調査では「過去 1 ヶ月間で週に 1 回以上,充分眠るために飲酒をしたもの」の割合が,男性で 48.3%,女性で 18.3% であったが,とくに高齢男性ではその割合が 52.9% と全年代の平均よりも高くなっていた [12].患者のなかには,最初に飲んでいた量では寝つけないため,その量が増えてしまい,アルコール依存症に陥ってしまうケースもある.

　そこで,減酒外来では,睡眠衛生を管理し,必要に応じて睡眠導入剤を処方することで,睡眠目的でのアルコール使用を減少させ,睡眠障害が改善されるように支援することが重要である.

# 6 まとめ

　減酒外来の患者は，すでに何らかのアルコール関連障害を抱えている
ケースも少なくない．急性期の離脱症状に対処するとともに，それらのア
ルコール関連障害の状態をフォローしつつ，患者が自分の目標である減酒
を継続していけるようにサポートを行うことが重要である．今後は，臨床
場面での減酒が患者の身体的・精神的・社会的にどのような影響を与える
のかについて縦断的に知見を蓄積し，将来の減酒治療に生かせるようにす
ることが重要であると考える．

**参考文献**

1) 日本アルコール・アディクション医学会.「あなたの飲酒」が心配です. 2010, p.1.
https://www.jmsaas.or.jp/

2) 五十嵐悠一ら. アルコール性肝障害の現状と動向. 医学のあゆみ. 2015；254(10),
907-912.

3) Yokoyama A, et al. The impact of diabetes mellitus on the prognosis of alcoholics.
Alcohol Alcohol. 1994; 29(2): 181-186.

4) 粂潔ら. アルコールと膵疾患. 医学のあゆみ. 2015；254(10)：934-938.

5) Kume K, et al. Alcohol Consumption and the Risk for Developing Pancreatitis: A
Case-Control Study in Japan, Pancreas. 2015; 44(1): 53-58.

6) 上島弘嗣. 飲酒によって生じる高血圧の予防と治療. 医学のあゆみ. 2015；254(10)：
919-923

7) 松井敏史ら. アルコール関連脳神経障害. 医学のあゆみ. 2015；254(10)：913-918.

8) 山科俊平. アルコール医学・医療の理解に必要な最新基礎知識. 医学のあゆみ. 2015；
254(10)：1011-1015.

9) Buddy T, medically reviewed by John C. Umhau. Pros and Cons of Tapering Down
Alcohol Intake. Verywell Mind. 2020.
https://www.verywellmind.com/can-tapering-off-reduce-alcohol-withdrawal-
symptoms-80195

10) Anderson K. How to Change Your Drinking: A Harm Reduction Guide to Alcohol.
HAMS Harm Reduction Network, 2010, p.170.

11) 小鳥居湛ら. アルコールと睡眠障害. 臨床精神医学, 1995；24(7)：917-923.

12) Kaneita Y, et al. Use of alcohol and hypnotic medication as aids to sleep among the
Japanese general population. Sleep Med. 2007; 8(7-8), 723-732.

# 5 職域における減酒の意義，減酒外来との連携

## 1 職域における減酒の意義

　アルコール飲料は我々の文化に深く根付き，職域においてもコミュニケーションや儀礼の一部，ストレス対処として用いられている．例を挙げると，①イベント（式典，歓迎会など），②交流（親睦会，忘年会など），③業務（接待，営業など），④ストレス発散，⑤寝酒などである．2020年から流行した新型コロナウイルス感染症の影響下でずいぶんと会合の自粛や見直しがあり①②③でのアルコール使用は大幅に減少したが，逆に④⑤での使用はテレワークの影響もあって増加が懸念されている[1].

　このように職域の文化とアルコール飲料は密接にかかわっており，アルコール飲料から完全に離れた生活を送ること自体が非常に困難である．そのため，職域におけるアルコール使用障害に対する介入はいくつかの問題点を抱えていた．

### 1.1 飲酒に対する好印象

　一つは飲酒が深く職域に根付いているため，「適量飲酒」「飲みニケーション」「寝酒」「飲んで忘れる（ストレス発散）」などの言葉とお酒に対する肯定的な印象が溢れ，お酒を減量することや常用飲酒を断ち切るための休肝日を設けるといった指導に，労働者の同意と納得が得にくい点である．ここでいう「適量飲酒」は本来の日本酒換算での1日1合でなく，多

くの労働者では「自分に悪影響がない程度」と誤解されている場合も多い．

## 1.2　非現実的な介入

　二つには，1日1合という目標や休肝日（週に1～2回）を設けるという目標が職域の節酒指導ではよく用いられるが，それらはすでに問題飲酒者となってしまった労働者にとってあまりにも現実からかけ離れた目標であり，飲酒生活の改善に結びつかない点である．

　本来，少しでも飲酒量を減少させることができれば健康面でのメリットはあるのだが，それが考慮されず上記のような一律の指導方針であるため，中等度以上の依存状態（常用飲酒かつ量が多い）である労働者にとっては非常にハードルの高い現実離れした目標となっており，最初から諦めと無視（無関心）の心情を与えてしまっていた．

## 1.3　スクリーニングの課題

　三つには，そもそも上記にあるような中等度（あるいは重度も）の問題飲酒者を適切に特定しにくい点である．職域では法律に基づいて健康診断が実施されているが，実は健康診断の法定項目（法律で定められている健診項目）だけでは，充分な問題飲酒者のスクリーニングができていないことが我々の調査では示唆されている．アルコールの使用障害を測る指標にWHOが開発したAUDIT（Alcohol Use Disorders Identification Test）（p.33参照）があるが，その点数と飲酒に関連があると思われる項目（肝機能酵素や中性脂肪，尿酸）との割合を図1に示す．

　図1のように，確かにAUDITの点数が上がるごとに各項目の有所見者の割合は基本的に増加しているが，アルコール依存症が疑われるAUDIT20点以上でもAST/ALTの有所見者は6％であり，飲酒との関連がよく引用されるγ-GTPでさえ30％に満たない．つまりはこれらの項目だけで判断すると70％以上の問題飲酒者が見過ごされていることになる．

　自主的に健康診断時に各個人の飲酒習慣について調査する企業や健診機関もあるが，それでもたいていは1日の摂取量や1週間の飲酒の頻度の質

**図1** AUDIT 得点と健康診断の有所見 (n = 4221, 2015)

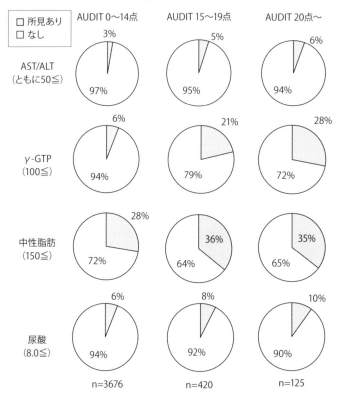

□ 所見あり
□ なし

AUDIT 0〜14点　AUDIT 15〜19点　AUDIT 20点〜

AST/ALT（ともに50≦）

3% / 97%　　5% / 95%　　6% / 94%

γ-GTP（100≦）

6% / 94%　　21% / 79%　　28% / 72%

中性脂肪（150≦）

28% / 72%　　36% / 64%　　35% / 65%

尿酸（8.0≦）

6% / 94%　　8% / 92%　　10% / 90%

n=3676　　n=420　　n=125

間をする程度である．それに基づいて1日の飲酒量が3合以上の場合は指導対象とされることもあるが，肝機能異常が同時に指摘されなければ，多すぎる飲酒量について単独で指導対象になることは少ないのが現実である．

　2013年より特定保健指導（いわゆるメタボ健診の指導）に減酒支援の考え方が取り入れられたが，AUDIT 8点以上が対象者となるなどハードルが低すぎる（問題飲酒者としては軽症者すぎる）ために，指導時間が30分と設定されていることも一因と思われるが，やはり指導の中心はそれ以外の運動指導や栄養指導が優先されて減酒支援はまだまだ普及していない印象がある．

このように軽症から中等度の問題飲酒者に適切な早期介入の手段や対象者選定が確立・普及しておらず，飲酒が問題視される頃にはすでに重度の依存症になっている場合が多い．また今までの節酒指導では目標が飲酒に寛容な職域の文化を考慮して指導が厳格ではなく，重症者となって初めて断酒という急に厳しい方針転換が行われるわけであるが，きっかけとなる大事件でも起きない限り，指導する側もされる側にも何もない状態でいきなり厳しくするには唐突感があった．

## 1.4 指導の困難

四つには問題飲酒が重症化した労働者に対する断酒指導の困難さである．遅刻を繰り返す・出社できない・トラブルを起こすなど本人の飲酒による社会的問題が顕在化し，本格的な介入を始めて断酒指導に切り替えたとしても，職場の近くには労働者の利用を見込んだコンビニや飲み屋も数多く存在するため，必然的に目につく機会も増えて抗いがたい欲求が生じて挫折する人もいる．断酒会への参加を促しても，交替勤務や仕事の都合など継続的な参加も難しい．

さらに，ついに就労が困難となって休職になった場合も，アルコールを専門とする精神科領域の医療機関も非常に少なく，やっと見つけても紹介先がかなり自宅から遠方になってしまいそれだけで治療を自己中断してしまうケースも多かった．

また，アルコール依存症の断酒治療はスリップ（再飲酒）を繰り返し，治療は長期に及びかつ完全に断酒に至る率も低いが，職域におけるアルコール依存症の復帰ガイドラインには断酒が絶対条件とされているため，会社が認めている休職期間内では完治できずに退職となる事例も多い．職域のアルコール問題に関する研修会を開催すると，産業医や保健師からこの手の質問・相談は引きも切らず，職域の断酒治療の困難さが窺い知れる．

以上の問題点をまとめると

①職域の飲酒への寛容さ・問題意識の低さ（介入困難，飲酒が徐々に増加）

　②一律の節酒指導（目標に対する同意が得難い）

　③適切な対象者の特定の困難さ，重症度に合わせた適切な指導の方向性
　　と一貫性のなさ

　④断酒指導の困難さ（飲酒しやすい環境・治療アクセスの困難さがある
　　一方で復帰に対する条件としての断酒の固着）

となる（図2）．これらの問題点によって指導を行う側ですら半ば諦めの
ような感覚を覚えることも少なくなかった．

**図2** 職域でのアルコール指導のイメージ

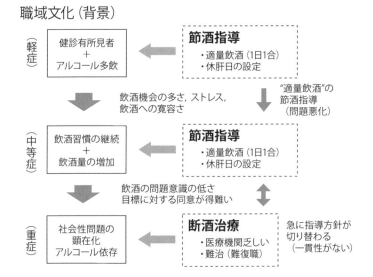

## 1.5　減酒のメリット

　しかし2018年に出版された新アルコール・薬物使用障害の診断治療ガ
イドライン[2]にもあるように，アルコール問題使用に対しAUDITを用
いて評価し重症化する前から介入することが重視され（職域ではAUDIT
の最初の3問からなる簡易なAUDIT-Cも紹介），さらに断酒のみが治療
の目標であったことが（もちろん物質依存症に対してはその物質の摂取が

なくなることが目標ではあるが），使用量が低減されて身体的・精神的そして社会的に問題が改善すればそれが治療目標になり得るとされたこと[2]は，職域における節酒指導の諸問題に光明を与えることとなった．減酒と節酒の違いについては諸説あるが，減酒は飲酒量を1%でも100%でもとにかく減らすことを意味し，断酒にもつながる概念である一方，節酒はcontrolled drinkingであるため，一定の飲酒継続を許容する概念と考えられる．

　まず重症者に対する指導について「断酒が絶対ではなく減酒でもよい」とされたことで，断酒の困難事例や職域に根付いた飲酒に寛容な文化のなかでも指導における困難感や抵抗感がなくなった．さらに軽症〜中等度の問題飲酒者について，節酒ではなく減酒という言葉になったことで節酒という言葉に含まれる適量飲酒なら認める，あるいは一定の飲酒は基本的に良いとされるニュアンスも，少なければ少ないほど良い，というニュアンスに変換できるようになった．

　現状より少しでも飲酒量を低減させれば良いという指導方針は，一律の節酒目標よりは現実的で，多くの労働者に受け入れられるものとなった．また減酒には断酒の意味も含まれるので，軽症から重症者まで一貫した治療方針となり，指導や治療方向の急な変換という違和感もなくなった．このように職域においては節酒・断酒という今までの指導よりは減酒という概念によって格段に指導がしやすくなった．

## 2　減酒外来との連携

　職域で早期から介入を行うために活用できる最大の機会が健康診断である．これは法律（労働安全衛生法）で決められたものであり，企業には実施が義務付けられ，一方で労働者には受診が義務付けられている．

## 2.1 健診で AUDIT/AUDIT-C

　前節で有所見者だけに注目すると多くの問題飲酒者を見逃すことになると述べたが，これほど津々浦々に実施されている健康診断の制度を，問題飲酒のある労働者への介入機会として利用しない手はない．まずは肝機能異常，中性脂肪異常，血圧高値，血糖・HbA1c 高値，尿酸高値（尿酸は法定項目ではないが，実施されているところもある）が認められれば，その治療目的で紹介するとともに飲酒歴（AUDIT-C が聴取できればなお良い）を聴取して記載する．これらの疾患は多量飲酒が背景になっている場合が多いため，飲酒歴を紹介状に記載することは医療機関での減酒の介入のきっかけとなる．また AUDIT-C と AUDIT の相関は極めて良く（図3），AUDIT-C が 10 点で AUDIT15 点，同様に 12 点で 20 点と見なして良いため，問題飲酒の簡易なスクリーニングとして非常に優れていると思われる．

**図3** AUDIT-C と AUDIT との相関

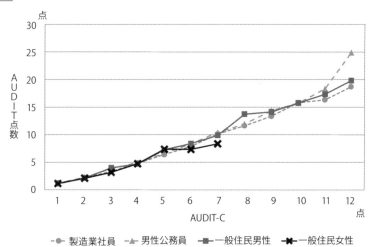

　産業医として活動し，企業の健康施策にある程度関与できるという場合は，この健康診断時に AUDIT-C を聴取する仕組みをぜひ検討いただきた

い．そうすれば広く問題飲酒者のスクリーニングが可能となる．ただし，
AUDIT-Cのハイスコアだけで紹介できるほど減酒指導や減酒外来が世間
一般に普及しているわけではないので，減酒外来ができる医療機関の調査
や，対象者を一度呼び出して面談を行い，改めてAUDIT評価や飲酒歴，
精神面の問題の聴取を行って精神科に紹介するのも良い．減酒治療を医療
機関で導入しやすくするために，この面談時に産業医があらかじめ
AUDITの説明やアルコールの健康障害の知識提供，減酒薬の説明を行っ
ておくと労働者が減酒治療を受け入れやすい．もしくは産業医だけでなく
外来診療の両方に携わっている場合は，ぜひ外来で減酒治療の導入をして
いただきたい．

　健康診断でAUDIT-Cなどを導入できなくても，ストレスチェックやア
ルコール問題啓発週間（毎年11/10〜11/16），アルコール問題での研修
会（2020年の健康経営銘柄の選定基準にはアルコール問題への取り組み
があるため）など様々なイベントや教育・研修の機会を捉えてスクリーニ
ングするのが勧められる．ただ企業でAUDITを行う場合はドリンク数と
いった特別な単位や10問という多さが実施のしにくさにつながることも
あるので，ドリンク数を馴染みのある日本酒の合数に換算するなどの工夫
や簡易なAUDIT-Cを実施することをお勧めする．

　逆に減酒外来を導入された場合，労働者が健康診断の異常値などで紹介
された際には診察時に簡易なAUDIT-Cスクリーニングを行っていただき
たい．AUDIT-Cが10点以上ならば健診の有所見の治療とともに減酒外
来としての減酒治療を導入し，改めて10問からなるAUDITを実施する
と良い．

　減酒外来を導入したことについても一般の広告だけでなく，積極的に企
業や消化器内科，精神科に伝えることをお勧めする．産業医の間でも断酒
しか治療方法がないと考える医師も多いので，産業医の研修会や講演会が
あれば，ぜひ積極的にレクチャーを行って減酒治療を普及していただきた
い．

　上記のようにまずは共通の認識を得たうえで，減酒指導・治療としての
①アルコールの害の教育
②自分で達成可能な目標の設定

③ともに協力できるパートナーの設定

④飲酒日記の導入

⑤振り返りと目標の再設定

⑥時に減酒薬（ナルメフェン）やビタミン剤，寝酒の代わりとなる眠剤
　などの薬物療法

といった一連の流れを，職域の産業医・保健師と減酒外来とで役割分担・連携ができるか，といったことが，今後の職域における減酒治療のポイントとなるだろう．そしてこれらは遠隔診療の発達や産業医と減酒外来の連携が進めば，問題飲酒の入口となる可能性が多い職域において，助けを求めている潜在的問題飲酒者に，広く支援をもたらすことになると考えている．

**参考文献**

1）　永田智久.産業医に役立つ最新の研究報告 テレワークの健康影響.産業医学ジャーナル.2021; 44（2）: 69-73.

2）　新アルコール・薬物使用障害の診断治療ガイドライン作成委員会(監修).新アルコール・薬物使用障害の診断治療ガイドライン.新興医学出版社,2018.

# 症例で理解する減酒外来

Ⅱ

# 1 専門医療機関での減酒外来

　久里浜医療センターでは 2017 年より依存症専門医療機関にて減酒外来を開設した.

　開設当初より，従来のアルコール科を受診していた層とは異なり，より軽症でアルコール問題が軽い，または問題がまだ見られていない状態を背景とする層の人々が，飲酒の問題点を自ら意識して相談に訪れる傾向がある.従来の専門医療機関への受診は，症状が重いケースが訪れる場であり，かつ断酒を強要されるというイメージが先行しがちであるが，「減酒外来」と銘打ったことで軽症者の受診相談につながりやすい環境を作り出している.

　以下に当院減酒外来を受診した症例を挙げる.減酒外来の受診者の特徴として，症例 1 ～ 3 に見るように現在仕事に就いている例が多数を占め，仕事上でのパフォーマンスの低下が受診のきっかけとなる場合も多い.また症例 4 に示すような高齢者の減酒外来のニーズもあり，多様な背景を持つ受診者層が専門医療機関の減酒外来を訪れている.

## 症例1 職場で飲酒問題を指摘されて精神科外来を受診したケース

症例　38歳　男性　会社員

主訴：職場で酒の臭いをさせていると指摘された.

家族構成：妻と子供（5歳）と同居. 血縁者に特記すべき精神科的遺伝負因を持つ者なし.

生活歴：A県にて出生. 同胞2人中第1子. 出生時および生育歴で異常を指摘されたことはなかった. 四年制大学を卒業後，22歳より公務員として勤務. 在職中. 30歳で結婚. 挙児1名あり.

現病歴：20歳代後半より仕事のストレス解消のために酎ハイ（7%）350mlを2～3本飲酒するようになった. 35歳頃より，酔いつぶれて眠るまで飲酒するようになり，その量が増え，酎ハイ（9%）500mlの3本を連日飲酒するようになった. 「酒の臭いをさせている」と同僚の指摘を受け，会社上司から医療機関受診を指示された. 受診時の身体的スクリーニングでは，血液検査などで異常を認めなかった.

ここからは減酒外来の受診のステップに沿って解説する.

## STEP 1　飲酒習慣の評価

①飲酒記録を参照し，飲酒量や飲酒パターンの把握を行う（図1）.

② AUDIT スコアの評価. 21/40点でアルコール依存症の疑い.

③症例の飲酒の問題点について把握する. 新アルコール・薬物使用障害ガイドラインでは，症例の問題点を，Ⅰ軸：依存自体の重症度，Ⅱ軸：社会的問題，Ⅲ軸：身体的問題，Ⅳ軸：精神的問題に分類する（図2）.

④アルコール依存症の診断基準に照らし合わせた問診を行う. アルコール依存症の診断基準（ICD-10）と問診例を表1に示す.

**図1** 飲酒習慣の振り返り

| （木） | （金） | （土） | （日） | （月） | （火） | （水） |
|---|---|---|---|---|---|---|
| 酎ハイ<br>（9%）<br>1500ml<br>→108g | 酎ハイ<br>（9%）<br>1500ml<br>→108g | 酎ハイ<br>（9%）<br>2000ml<br>→144g | 酎ハイ<br>（9%）<br>2000ml<br>→144g | 酎ハイ<br>（9%）<br>1500ml<br>→108g | 酎ハイ<br>（9%）<br>1500ml<br>→108g | 酎ハイ<br>（9%）<br>1500ml<br>→108g |
| （木） | （金） | （土） | （日） | （月） | （火） | （水） |
| 酎ハイ<br>（9%）<br>1500ml<br>→108g | 酎ハイ<br>（9%）<br>1500ml<br>→108g | 酎ハイ<br>（9%）<br>2000ml<br>→144g | 酎ハイ<br>（9%）<br>2000ml<br>→144g | 酎ハイ<br>（9%）<br>1500ml<br>→108g | 酎ハイ<br>（9%）<br>1500ml<br>→108g | 外来<br>受診日 |

Drinking Risk Level（DRL）： <u>very high</u>

**図2** 症例の問題点の評価

| Ⅰ軸：依存自体の重症度 |
|---|

- AUDIT 20点以上

| Ⅱ軸：社会的問題 |
|---|

- 暴力／DV
- 児童虐待
- 飲酒運転
- 就労問題（欠勤など含む）
- 高齢者

| Ⅲ軸：身体的問題 | ※該当なし |
|---|---|

- 代謝障害（糖尿病，高脂血症）の対応
- 脂肪肝・肝炎
- 循環器・脳血管疾患
- 消化管疾患
- 肝硬変
- ケトアシドーシス　・低血糖　・膵炎

| Ⅳ軸：精神的問題 | ※該当なし |
|---|---|

- うつ状態
- 双極性障害
- PTSD
- 精神病性障害
- 認知症
- 発達障害

　①～④の質問などにより，アルコール問題の評価と診断について患者に伝える（BRENDA の R: Report to the patient on assessment，評価の結果を患者に伝える，25 頁参照）.

- **評価の伝え方の例**「お酒のコントロールがつかない傾向があるようです」「お酒に巻き込まれやすい体質になっているようです」「お酒をやめた生活習慣を作ることがベストだと思います」

**表1** アルコール依存症診断基準 (ICD-10：依存症候群) と問診例

| | 内容 | 診断項目 |
|---|---|---|
| 1 | 渇望 | 物質摂取の強い欲求や強迫感 |
| 2 | 自己制御困難 | 物質摂取行動(開始，終了，量の調節)を制御することが困難 |
| 3 | 離脱 | 中止や減量による離脱症状の出現 |
| 4 | 耐性 | 反復使用による使用量の増加 |
| 5 | 飲酒中心の生活 | 物質使用のために，本来の生活を犠牲にする<br>物質に関係した活動(使用，影響からの回復)に費やす時間が増加する |
| 6 | 不利益を感じながらも飲酒 | 心身に問題が生じているにもかかわらず，使用を続ける |

- 問診例「お酒を飲みだすと止まらないですか？」
→返答：明日が出勤日でもつい飲みすぎてしまいます.【飲酒のコントロール困難あり】
- 問診例「飲みたくて仕方がない感じはしませんか？」
→返答：お酒がないと我慢できなくて夜中に買い足しに行きます.【飲酒への渇望あり】
- 問診例「お酒に強くなっていませんか？」
→返答：以前より酔っ払いにくくなっています.【耐性の獲得】

## STEP 2 飲酒習慣の変化について話し合う

- 飲酒習慣の変化を聞く導入のための問い「これからどのようにお酒と付き合いたいですか？」
→返答：「たまたま飲みすぎた日に会社で注意されただけです」「酒をやめるつもりはありません」「確かに飲みすぎかもしれません. ですが，周りに自分よりも飲酒する人はたくさんいます」「酎ハイ2本くらいだったら問題ないでしょう」

※飲酒習慣の変化について話し合う時のポイントとして，断酒するかどうか，また飲酒日数や量の設定は患者の意向を尊重する. アルコール依存症の診断に合致すれば断酒の方向性が最良であるが，飲酒をすぐにやめなければならない重篤な身体的問題，精神的問題がなければ断酒を強要しない. 患者がどうしたいのかを見極め，それを尊重する姿

勢を示し，患者の望む飲酒量や飲酒パターンが過剰に思えてもそれを
非難しない（BRENDA の N: Needs collaboratively identified by the
patient and treatment provider，患者のニーズを特定する，25 頁参
照）．

## STEP 3　具体的な減酒方法を話し合う

Ⅰ部第 2 章で紹介している「減酒のアイデア集」（32 頁）などを参照し
ながら，具体的な減酒の方法をアドバイスする（BRENDA の D: Direct
advice to the patient on how to meet those needs，ニーズに合わせた直
接的なアドバイス，26 頁参照）．

- 減酒の方法についての問い「（減酒のアイデア集を見ながら）お酒を
  減らすためにどのような方法を試してみたいですか？」「ここに書い
  てあるアイデア以外でもご自分でやってみたい方法があれば書き込ん
  でみてください」
- →返答：「・2 次会に行かない　・飲酒する前に食べる　・平日は読書
  をして過ごす．この三つだったらできそうです」「でも飲み始めたら
  もっとお酒が欲しくなるかもしれません」

※ここで，アルコール依存症の診断に合致し，減酒の意思のある患者で
あるため，セリンクロ®の内服を提案してもよい．（BRENDA の A:
Assess reaction of the patient to advice　and adjust as necessary for
best care，アドバイスに対する患者の反応を見て必要に応じて最良
のケアに向けた調整を行う，27 頁参照）

- 内服の希望があるかどうかについての問い「減酒をサポートする内服
  の薬が使えます．試してみますか？」
- →返答：「はい．使ってみたいと思います」

セリンクロ®の使用方法や副作用について充分説明する．また，併せて

飲酒日記や記録アプリを用いて飲酒習慣を記録することを勧める.

- 処方例：セリンクロ®（10mg）1T 飲酒の1〜2時間前に内服

ここまでが初診時の流れである.

## STEP 4 （1ヶ月後の再診時）前回受診時からの経過の評価

- **再診時の聞き方の例**「前回からの調子はいかがですか？」「よかったら飲酒日記やアプリを拝見してもよいでしょうか？」

  ※ここで飲酒の記録を持ってきたら充分に褒めることが重要である. 褒め方の例「しっかり記録を付けられていて大変素晴らしいです」. 記録を付けていなくても「記録を付けることは大変ですよね」などと伝え, 責めることはしない.

- **飲酒パターンに変化が見られた場合**（図3）の例「ご自分の立てた目標の通りにお酒が減らせていますね」「減らしたことでどんな変化がありましたか？」
- →返答：「平日は薬も使って飲む量が減りました」「お酒の臭いがするとの指摘はありませんでしたね」

  ※減酒の取り組みで変化したことを聞き, 一緒に喜ぶと良い. 伝え方の例「良い変化があって私も嬉しいです」「先月お会いした時よりも健康的な印象ですよ」

- **飲酒パターンに変化がなかった場合**の声かけの例「減酒のどんなところが難しかったですか？」「お酒をたくさん飲んだ原因は何かありましたか？」「減酒のために他に試してみたい方法はありますか？」

**図3** １ヶ月後の再診時，飲酒習慣の振り返り

| （木） | （金） | （土） | （日） | （月） | （火） | （水） |
|---|---|---|---|---|---|---|
| 酎ハイ (9%) 500ml →36g セリンクロ® 10mg | 酎ハイ (9%) 1500ml →108g | 酎ハイ (9%) 2000ml →144g | 酎ハイ (9%) 500ml →36g セリンクロ® 10mg | 酎ハイ (9%) 500ml →36g セリンクロ® 10mg | 酎ハイ (9%) 500ml →36g セリンクロ® 10mg | 酎ハイ (9%) 500ml →36g セリンクロ® 10mg |
| （木） | （金） | （土） | （日） | （月） | （火） | （水） |
| 酎ハイ (9%) 500ml →36g セリンクロ® 10mg | 酎ハイ (9%) 1500ml →108g | 酎ハイ (9%) 2000ml →144g | 酎ハイ (9%) 500ml →36g セリンクロ® 10mg | 酎ハイ (9%) 500ml →36g セリンクロ® 10mg | 酎ハイ (9%) 500ml →36g セリンクロ® 10mg | 外来 受診日 |

・勤務日の前日にセリンクロ®を内服し，使用時のDRLはLowとなった.

※飲酒量に変化がなくてもまた受診・相談に来てもらうことが大切である．相談につながり続けることで変化が起こることがある．「どうして減らせないのか」など責める口調にならないことを意識する．

## STEP 5　次の目標を話し合う

- 再診時の結果を踏まえ，次の目標を話し合う時の声かけの例「ここからのお酒の付き合いをどうしたいですか？」
→返答：「お酒の臭いもしなくなって上司に怒られることもなくなったのでこのペースを続けてみます」「できれば休肝日を作って，読書に集中する時間を作りたいです」
- 次回受診までの目標を承認し共有する声かけの例「では次はこの目標で頑張ってみましょう」

※患者のニーズに合わせて次への目標を共有する．一方で，アルコール依存症の診断に合致すれば断酒がベストということは折に触れて伝えたほうが良い．

以上のように，診察の度にステップアップを評価し，患者と良好な関係

性を築くことを意識しながら診療を継続する．患者の希望する飲酒パターンが定着するまでフォローを行う．

---

**症例2** 抑うつを主訴に精神科外来を受診したアルコール依存症のケース

> 症例　37歳　女性　サービス業
> 主訴　気分が乗らず，仕事に行けない．
> 家族構成：夫と子供2人（12歳長女，6歳長男）と同居．血縁者に特記すべき精神科的遺伝負因を持つ者なし．
> 生活歴：B県にて出生．同胞3人中第3子．出生時および生育歴で異常を指摘されたことはなかった．四年制大学を卒業後，22歳よりサービス業に従事．在職中．24歳で結婚．挙児2名あり．
> 現病歴：3ヶ月前に職場を異動してから仕事量が増え，自宅に帰っても日中の緊張感から疲れが取れず，不眠がちとなった．次第に朝に倦怠感を感じるようになり，仕事の遅刻や欠勤が増えた．夫や子供との会話も億劫に感じ，家族と週末に一緒に外出する気力がなくなり，閉じこもりがちとなった．何とか仕事に行っても能率が上がらず，倦怠感にて業務に集中できなかった．夫からうつ病ではないかと言われ，精神科を受診するように勧められた．

精神科外来初診時の問診を以下に示す．

- **問診例**「今日はよくいらっしゃっていただきました．現在の不調について聞かせていただいてもよろしいでしょうか」
- →返答：「朝からだるさを感じて，仕事に行こうと思っても行けないことがあります」「もともと趣味は多いほうでしたが，休みの日はとにかく家でじっとしています」「仕事に行っても集中できなくて，頭の回転がゆっくりになっているように思います」「夜は寝ても途中で目

が覚めてしまうので，お酒の力を借りて眠っています．でも翌日の朝
は寝た感じがしなくて起き上がることもだるいです」

※抑うつ気分，興味関心や喜びの喪失，活動性の減退，集中力の低下，
　不眠などの訴えあり，抑うつ状態である．メンタル面の不調がある場
　合，また不調を飲酒で対処しようとしている場合，飲酒習慣の問診も
　行う．

• 問診例 「お酒の習慣がメンタルの不調に影響することがあります．お
　酒の習慣についても聞かせてください」
→返答：「会社のストレスと子育てが大変で毎日苦しいです．仕事後に
　お酒を飲まないと気が収まらなくて，気づいたらお酒が日常になって
　いました」「だんだんお酒に強くなってきている気がします．たくさ
　ん飲まないと眠れなくなっています」「朝がだるい時には，お酒で元
　気を出そうとまず思います．少し飲んで会社に行くこともあります」
　「体がだるいので，家のことをするのにお酒を飲んでからでないと取
　りかかれない時がほとんどです」「お酒はワインを1日1本飲んでい
　ます」

※診察時，主訴にアルコールの問題がなくても飲酒パターンを聞くよう
　にする．飲酒について後ろめたい気持ちを持っている患者も多く，不
　適切と思われる飲酒パターンを聴取したとしても非難したり責めたり
　することなく，「それはつらいですね」「つい飲みすぎてしまうのです
　ね」など，患者が飲酒を止められない状況にあることに共感を示す対
　話を心がける（BRENDA の E: Empathic understanding of the
　patient's situation，患者の状況に共感を示す，25 頁参照）．患者の状
　況に共感を示すことで安心感が得られ，患者が内面を語りやすくな
　り，良好な関係性を構築することに役立つ．

## STEP 1 飲酒習慣の評価

①飲酒習慣の振り返り（図1）

② AUDIT スコアの評価．25/40 点でアルコール依存症の疑い

③4軸評価を用いた症例の問題点について把握する（図2）．

④アルコール依存症の診断基準に照らし合わせた問診を行う．

　すでに患者は「お酒に強くなっている」【耐性の獲得】，「朝からお酒を
どうしても飲んでしまう」【飲酒への渇望】，「休日などもともと楽しめて

**図1** 飲酒習慣の振り返り

| （木） | （金） | （土） | （日） | （月） | （火） | （水） |
|---|---|---|---|---|---|---|
| ワイン<br>(12%)<br>750ml<br>→72g | ワイン<br>(12%)<br>750ml<br>→72g | ワイン<br>(12%)<br>750ml<br>→72g | ワイン<br>(12%)<br>750ml<br>→72g | ワイン<br>(12%)<br>750ml<br>→72g | ワイン<br>(12%)<br>750ml<br>→72g | ワイン<br>(12%)<br>750ml<br>→72g |
| （木） | （金） | （土） | （日） | （月） | （火） | （水） |
| ワイン<br>(12%)<br>750ml<br>→72g | ワイン<br>(12%)<br>750ml<br>→72g | ワイン<br>(12%)<br>750ml<br>→72g | ワイン<br>(12%)<br>750ml<br>→72g | ワイン<br>(12%)<br>750ml<br>→72g | ワイン<br>(12%)<br>750ml<br>→72g | 外来<br>受診日 |

Drinking Risk Level（DRL）: <u>very high</u>

**図2** 症例の問題点の評価

| Ⅰ軸：依存自体の重症度 |
|---|

- **AUDIT 20点以上**

| Ⅱ軸：社会的問題 |
|---|

- 暴力／DV
- 児童虐待
- 飲酒運転
- **就労問題（欠勤など含む）**
- 高齢者

| Ⅲ軸：身体的問題 | ※該当なし |
|---|---|

- 代謝障害（糖尿病，高脂血症）の対応
- 脂肪肝・肝炎
- 循環器・脳血管疾患
- 消化管疾患
- 肝硬変
- ケトアシドーシス　• 低血糖　• 膵炎

| Ⅳ軸：精神的問題 |
|---|

- **うつ状態**
- 双極性障害
- PTSD
- 精神病性障害
- 認知症
- 発達障害

いたことを差しおいてお酒を飲んでしまう」【物質使用中心の生活】,「お
酒を飲みすぎることが日常」【自己制御困難】と述べている.

　①〜④の質問などにより,抑うつの背景にあるアルコール問題の評価と
診断について患者に伝える.

- **評価の伝え方の例**「気持ちが乗らなかったり体がだるかったりするの
は,お酒の影響によって引き起こされている可能性があります」「お
酒をやめた生活習慣を続けることで,うつの症状が良くなる方がいま
す」「出勤への影響が出ているようですので,お酒をやめる生活習慣
をお勧めします」「お酒の影響でかえって睡眠が浅くなることがあり
ます」

　※アルコール摂取を繰り返すことで大うつ病性障害に似た状態が作られ
　　ることがある.これはアルコールの直接的な薬理作用による症状性抑
　　うつであり,断酒によって抑うつは速やかに改善する[1].またアル
　　コールは鎮静作用があるが,アルコールの代謝産物であるアセトアル
　　デヒドが覚醒作用を持ち,深睡眠を減らす[2].

## STEP 2　飲酒習慣の変化について話し合う

- **飲酒習慣の変化を聞く導入のための問い**「お酒の習慣を変えてみたい
気持ちはありますか?」
- →**返答**:「実はお酒の飲み方は自分でも心配していました」「仕事や普段
の生活で気持ちが乗らないことにお酒が影響していることがあるので
すね」「やめたい気持ちはあるのですが,仕事が終わって子供を寝か
しつけたあとにホッとしてワインを飲むのをやめることは今は考えら
れません」「せめて仕事に影響がないくらいに減らしたいのですがダメ
でしょうか?」

- **患者が減酒の意思を示した際の会話の例**「子育ては大変ですよね. 1日が終わったあとに安心感を得たい気持ちも分かります」「将来的にはお酒をやめることがベストだと思います. ですが, まずは翌日の仕事の支障がない程度にお酒を減らすことにチャレンジしてみたいとお考えですね. お酒の量を決めるなど, 減らす工夫を考えてみましょうか」「お酒が減らしにくい場合は, お酒を減らすための薬を使うことが可能です」

※患者の飲酒せざるを得ない状況に共感を示すことが重要である. 例えば「断酒しないと仕事ができなくなる」といった正論は抑える. 本人が合意した方向性に寄りそう姿勢が推奨される.

## STEP 3　具体的な減酒方法を話し合う

- **減酒の方法についての問い**「(減酒のアイデア集を見ながら) お酒を減らすためにどのような方法を試してみたいですか?」「ここに書いてあるアイデア以外でもご自分でやってみたい方法があれば書き込んでみてください」
→返答:「・飲酒する前に家族と一緒に食事をとる　・ワインをハーフボトルにする　・自分の休息を大事にする. 家事を夫や近くに住む両親に手伝ってもらう」「お酒を減らすための薬も使ってみたいと思います」

　飲酒習慣の変化の目標を共有し, セリンクロ®の使用方法や副作用について充分に説明する. また, 併せて飲酒日記や記録アプリを用いて飲酒習慣を記録することを勧める.

- **処方例**:セリンクロ®（10mg）1T 飲酒の 1 〜 2 時間前に内服

　ここまでが初診の流れである.

## STEP 4 （1ヶ月後の再診時）前回受診時からの経過の評価

- **再診時の聞き方の例**「前回からの調子はいかがですか？」「よかったら飲酒日記やアプリを拝見してもよいでしょうか？」
- →**返答**：（飲酒記録（図3）を見ながら）「家に帰ってからの家事を家族にやってもらうようになってからだいぶ気持ちが楽になって，平日はお酒を飲まずに過ごしました．そうしたら自然と気持ちも前向きになってきて仕事にも集中できています．夜も眠れるようになり，朝もスッキリと目覚められるようになりました．私が元気になって週末はみんなで出かけられるようになったので家族も喜んでいます」「週末だけワインのハーフボトルを飲んでいます．ときどきもっと飲みたいなと思うので，薬を飲んでからワインを飲むようにしています．そうすると，ハーフボトルでブレーキがかかります」

**図3** 1ヶ月後の再診時，飲酒習慣の振り返り

| （木） | （金） | （土） | （日） | （月） | （火） | （水） |
| --- | --- | --- | --- | --- | --- | --- |
| 飲酒なし →0g | ワイン（12%）375ml →36g セリンクロ®10mg | 酎ハイ（12%）375ml →36g セリンクロ®10mg | 飲酒なし →0g | 飲酒なし →0g | 飲酒なし →0g | 飲酒なし →0g |
| （木） | （金） | （土） | （日） | （月） | （火） | （水） |
| 飲酒なし →0g | 酎ハイ（12%）375ml →36g セリンクロ®10mg | 酎ハイ（12%）375ml →36g セリンクロ®10mg | 飲酒なし →0g | 飲酒なし →0g | 飲酒なし →0g | 外来受診日 |

・休前日にセリンクロ®を内服し，使用時のDRLはMediumとなった．

- 平日の飲酒をやめたことによって気分が上向きになったことに対して，その変化を褒める．「素晴らしいです．良い変化ですね」

※良好な変化に対して肯定的な反応を返せば，変化に対する行動がより強化される．

## STEP 5 次の目標を話し合う

- 再診時の結果を踏まえ，次の目標を話し合う時の声かけの例「ここからのお酒の付き合いをどうしたいですか？」
→返答：「お酒を飲まないほうが仕事にも集中できるし家族も喜んでくれる．この際，お酒をやめてみてもいいかもしれませんね」
- 次回受診までの目標を承認し共有する声かけの例「では週末もお酒を飲まないで過ごすことにチャレンジしてみましょうか．きっと良い気づきがあると思いますよ」

※患者のニーズに合わせて次への目標を共有し，同時に断酒に向けてのモチベーションを強化している．

　以上のケースに示したように，抑うつを示す患者の背景にアルコール依存症が隠れていることがある．精神科外来では，表面の主訴の裏側にアルコールの問題が存在するかどうか見極める態度を意識しておくことが良いだろう．

参考文献
1) Marc A. Schukit. Alcohol and depression: a clinical perspective. Acta Psychiatr Scand Suppl. 1994; 377: 28-32.
2) 中野和歌子ら. アルコール使用障害における抑うつ状態. 臨床精神薬理. 2012; 15(7): 1125-1133.

## 症例3　飲酒習慣を見直すために減酒外来を受診したアルコール使用障害軽症例のケース

症例　32歳　男性　会社員

主訴：飲み方を変えたい.

家族構成：単身. 血縁者に特記すべき精神科的遺伝負因を持つ者なし.

生活歴：A県にて出生. 同胞なし. 大学院を卒業後, メーカーに勤務. 未婚.

現病歴：24歳で就職後, 営業職で仕事の付き合いが多く, 接待で週のうち2〜3回は飲酒する機会があった. 周囲から「盛り上げ役」と思われているため, 自ら率先してグラスを開けようとし, 客や同僚にもお酌をして回ることが通常であった. 誘われれば2次会, 3次会にも行き, 飲み会の翌日の午前中は仕事がはかどらなかった. 趣味のジム通いも前日の飲酒で行けなくなった. このままだと体に悪いかと思いながらもきっかけがなく, 飲酒パターンは変わらず. 先日の検診ではγ-GTPの値が127IU/Lと高値を指摘された.

飲み方を考えたほうが良いと思うが, 自分一人では酒の飲み方を変える自信がないと感じていた. ウェブを検索すると「アルコール依存症という病気があって, 断酒が必要」という書き方はよく見かけたが, 断酒はハードルが高すぎて自分には大げさだと思った. 検索を進めると「減酒外来」という, 飲酒習慣を変えるサポートがあることを見つけ, 受診してみることにした.

## STEP 1　飲酒習慣の評価

①飲酒記録を参照し, 飲酒量や飲酒パターンの把握を行う.

→週に2〜3回, 1回に100g程度のアルコール摂取のパターン.

② AUDIT スコアの評価. 12/40 点で問題飲酒の疑い.

③症例の飲酒の問題点について把握する.

→Ⅲ軸, 健診結果での γ - GTP 値の上昇のみ.

④アルコール依存症／アルコール使用障害の診断基準に照らし合わせた問診を行う.

- 問診例「お酒が原因で好きなことができなくなっていませんか？」
→返答：飲みすぎてジムに行くことや, やりたいと思っていたことができません.
- 問診例「身体にダメージを受けていると分かっていても飲酒を続けてしまいますか？」
→返答：健診で肝臓の数字が悪くなっていることを指摘されても, 飲み会ではたくさん飲んでしまいます.
→アルコール依存症（ICD-10）には該当せず. アルコール使用障害, 軽度（DSM-5）に該当.

①〜④の質問などにより, アルコール問題の評価と診断について患者に伝える.

- 評価の伝え方の例「現在のお酒の習慣で不利益が目立ってきているようです」「上手なお酒との付き合いを実践してみましょう」

## STEP 2 飲酒習慣の変化について話し合う

- 飲酒習慣の変化を聞く導入のための問い「これからどのようにお酒と付き合いたいですか？」
→返答：「次の日に残らないようなお酒の飲み方にしたいです」「3 杯くらいまでだったら次の日は大丈夫だと思います」

## STEP 3　具体的な減酒方法を話し合う

　Ⅰ部第2章で紹介している「減酒のアイデア集」（32頁）などを参照しながら，具体的な減酒の方法をアドバイスする．

- 減酒の方法についての問い「（減酒のアイデア集を見ながら）お酒を減らすためにどのような方法を試してみたいですか？」
- →返答：「・3杯を意識する　・1口ずつ飲むようにする，は心がけたいです」「周りで飲まない人も増えてきているので，自分もお酒を控えていることを伝えてみたいと思います」
　（具体的な周囲への伝え方を話し合う）「ジムで身体作りをしているので，お酒は減らしていると言うようにします」

　飲酒日記や記録アプリを用いて飲酒習慣を記録することを勧める．

## STEP 4　（1ヶ月後の再診時）前回受診時からの経過の評価

- 再診時の聞き方の例「前回からの調子はいかがですか？」
- →返答：「身体作りのためにお酒を減らす宣言をしたら周囲の人も同調してくれて，皆で大量に飲まない雰囲気が広まりました」「次の日に支障を感じることはありませんでした」

## STEP 5　次の目標を話し合う

- 再診時の結果を踏まえ，次の目標を話し合う時の声かけの例「ここからのお酒の付き合いをどうしたいですか？」
- →返答：「これからもお酒に飲まれない雰囲気の飲み会を楽しみたいです」

アルコール使用障害の軽度の層では，数回の受診相談による簡便なアドバイスで飲酒習慣の見直しが図られることもある．従来のアルコール診療では受診のハードルが高いと感じていた層に向けて，減酒外来は生活習慣としての飲酒を気軽に見直す場を提供できる．

## 症例 4　飲酒により転倒を繰り返す高齢者のケース

症例　77 歳　女性　無職

主訴　飲酒して転びやすい

家族構成：夫（77 歳）と同居．血縁者に特記すべき精神科的遺伝負因なし．

生活歴：B 県にて出生．同胞 6 名中第 3 子．高校を卒業後，会社員として 60 歳まで稼働．以降は近隣に住む娘の世帯での孫の世話や，畑仕事をしていた．25 歳で結婚．

現病歴：20 歳で初飲．25 歳で結婚後は，夫とともに焼酎（25％）100 〜 150ml を晩酌として習慣飲酒．飲酒による問題はとくに見られなかった．

77 歳，以前より酩酊しやすくなり，飲酒後に転倒し，けがを負うことが月に数回見られるようになった．夫に酒量を減らすように言われるが，長年の習慣の飲酒量を減らすことを寂しく感じ，量を減らせなかった．飲酒について夫との口論が絶えなかった．飲酒後，階段で転倒し頭部裂傷にて救急搬送となったことから，夫に連れられて減酒外来を受診した．診察前の簡易認知機能検査では MMSE 28/30 点で非認知症域，また診察時の神経診察では特記すべき異常を認めなかった．

## STEP 1  飲酒習慣の評価

①飲酒記録を参照し，飲酒量や飲酒パターンの把握を行う.

→毎日，1回に焼酎（25％）を100ml, すなわち20g程度の純アルコール摂取のパターン.

②AUDITスコアの評価. 18/40点で問題飲酒の疑い.

③症例の飲酒の問題点について把握する.

→Ⅳ軸，高齢者のアルコール問題が該当. Ⅲ軸，身体的問題でγ-GTP値が76IU/L.

④アルコール依存症／アルコール使用障害の診断基準に照らし合わせた問診を行う.

- 問診例「お酒の影響で人間関係が悪化している人はいませんか？」
→返答：夫とはよく口喧嘩になります.
- 問診例「転んでしまう不利益があっても飲酒を続けてしまいますか？」
→返答：長年お酒を飲んできたからコップ1杯飲まないと寂しい. 転んでも傷が良くなったらお酒を飲みます.
→アルコール依存症（ICD-10）には該当せず. アルコール使用障害，軽度（DSM-5）に該当.

　①〜④の質問などにより，アルコール問題の評価と診断について患者に伝える.

- 評価の伝え方の例「年齢を経ると，今まで飲んでいたお酒の量でも酔いが深まって転んでしまうことがあります」「健康のためにお酒の飲み方の工夫をしてみませんか」

## STEP 2　飲酒習慣の変化について話し合う

- 飲酒習慣の変化を聞く導入のための問い「これからどのようにお酒と付き合いたいですか?」
- →返答:「転ばないようにしたい」「夫に怒られないようにしたい」

## STEP 3　具体的な減酒方法を話し合う

第2章で紹介している「減酒のアイデア集」(32頁) などを参照しながら, 具体的な減酒の方法をアドバイスする.

- 減酒の方法についての問い「(減酒のアイデア集を見ながら) お酒を減らすためにどのような方法を試してみたいですか?」
- →返答:「(夫と相談しながら)・度数を減らす, ができそう. 20度の焼酎を試してみようかな」「焼酎のコップを一回り小さいものにします」

夫が手帳に毎日の飲酒量を記載すること, 受診時に採血を行って血液データでの経過観察を勧めた.

## STEP 4　(1ヶ月後の再診時) 前回受診時からの経過の評価

- 再診時の聞き方の例「前回からの調子はいかがですか?」
- →返答:「夫も協力してくれて, 小さめのコップを買ってきてくれた. 20度の焼酎に変えて, コップ1杯でおしまい」「転ぶこともありませんでした」

血液データは, $\gamma$-GTP 値が 45IU/L と正常範囲内となった.

## STEP 5　次の目標を話し合う

- 再診時の結果を踏まえ，次の目標を話し合う時の声かけの例「ここからのお酒の付き合いをどうしたいですか？」
- →返答：「夫も褒めてくれるし，転ばないようにお酒を飲みたい．ここに通院して，血液検査もときどきやってもらいたい．病院や検査があると飲みすぎないでいる気持ちが引き締められる．それで夫も安心してくれる」

　本人・夫の希望をくみ，月に1回の受診で飲酒状況の確認を行い，害を減らした飲酒習慣の維持ができている．
　高齢のケースでは，年齢を経ることで体内の水成分が減少し，過去と同じ飲酒量であっても酩酊が深まり，トラブルが起きやすくなることがある．高齢者の飲酒習慣に関わる時には，年齢に見合った飲酒量の調整を意識したい．また，高齢者では健康面を重視した介入に関心が持たれやすく，血液検査などのフィードバックを定期的に行うことで安全な飲酒習慣へと導きやすい．

# 2 専門クリニックでの減酒外来

　筆者が勤務しているさくらの木クリニック秋葉原は，アルコール使用障害を専門とする心療内科クリニックである．外来と同じフロアにアルコール依存症専門デイケアを併設しているため，来院患者それぞれのニーズや重症度に応じて，減酒外来，断酒外来，断酒デイケアなどの多様な治療的選択肢を提供することが可能である．また当院は，都心部に位置するビルクリニックであり，夜間外来や土曜日外来なども行っているため，患者にとって受診のハードルが著しく低いことも特徴である．

　以下に示す2症例は，いずれも酩酊時のブラックアウトを主訴に当院を受診したアルコール依存症のケースである．症例5は，比較的，病識があり，治療意欲が高い例である．症例5を通して，専門クリニックでの減酒外来における診察の要点を示す．また症例6は症例5よりも重症であり，かつ病識も乏しい例である．症例6を通して，減酒外来の長期経過の一例を示す．

# ブラックアウトがあり<br>自主的に受診したケース

症例　初診時51歳　男性　会社員

家族構成：妻，長男，長女との4人暮らし

生活史・現病歴：大学時代から機会飲酒を開始した．大学卒業後，現在の総合商社に就職した．

30歳で結婚したが，その頃から毎日，晩酌するようになった．営業部長職に就いた46歳頃から，仕事のストレスが増大し，飲酒量が増えた．49歳頃から，会社の飲み会などで酩酊してブラックアウトすることが頻回となった．51歳時，自主的に当院を初診した．

## 初診時診察

主治医：本日は，どのような問題で受診されたのですか？

患者：ときどき飲みすぎてしまい，記憶をなくしてしまうんです．先週も会社の懇親会で飲みすぎて上司にしつこく絡んでしまったみたいで……．以前から記憶があいまいになることはあったのですが，この2年くらいで頻度が増えてきている気がします．3ヶ月くらい禁酒することはできるのですが，一度飲み出すともとの飲み方に戻ってしまって……．さすがに自分でもまずいと思って，受診したのです．人間ドックでは特に異常は指摘されていないのですが……．

### 主訴にこだわる

「主訴にこだわる」という姿勢は，他の精神疾患に対応する時以上に，減酒外来において重要な意味を持っている．否認の疾患と呼ばれるとおり，アルコール依存症患者は，普段は「自分はコントロールして飲酒できている」「自分に起こっている問題はたいしたことではない」と，自

分自身に言い聞かせて飲み続けている．その患者が，今，何らかの「主訴」を抱えて，恥を忍んで減酒外来に現れたということは，患者の否認という防衛機制が揺らいでいる「時」が来ているということである．

多くの患者は，減酒が軌道に乗ってくると，否認の防衛機制を復活させ，外来からドロップアウトしてしまう．そして同じような失敗を繰り返す．「主訴」は，患者の治療的モチベーションを維持していくうえで，しばしば立ち戻るべき原点ともなる．

主治医：この1年間の飲酒状況について教えていただけますか？　まず1週間にどのくらいの頻度でお酒を飲むか教えていただけますか？
患者：だいたい毎日飲みますね．休肝日はほぼないですね．
主治医：普段の飲酒量はどのくらいですか？
患者：まずビール500mlを1缶飲んで，そのあとは25度の焼酎100mlを5杯くらい飲みますね．
主治医：自分が最初に思っていたよりも，飲みすぎてしまうことはありますか？
患者：週末の夜などに飲みすぎてしまうことが多いですね．頻度は週に1回くらいでしょうか．
主治医：記憶があいまいになることは，どのくらいの頻度でありますか？
患者：平均すると月に1回くらいあるかもしれないですね．

**現在の飲酒状況を確認する**

これらの質問事項は，AUDITに基づいたものである．飲酒頻度（AUDIT項目1），通常飲酒量（項目2），多量飲酒の頻度（項目3），コントロール喪失の頻度（項目4），ブラックアウトの頻度（項目8）などが，質問のなかにさりげなく盛り込まれている．さらに，飲酒によってけがをしたことがあるか（項目9），家族から減酒を勧められたことがあるか（項目10）などの質問を，自然な会話の流れのなかで尋ねてもいいだろう．

心理テストの形で聴取すると，患者は防衛的になりやすい．AUDIT

を行う前にこれらの質問をしておくことで，医療者は患者の現在の飲酒状況を正確に把握することができる．

主治医：現在のお仕事の内容，家族構成，人生のなかでいつ頃から飲酒を始めたのか，いつ頃から習慣的に飲むようになったのか，いつ頃からお酒による問題が出現してきたのか，などについて教えていただけますか？また，子供時代の家族構成，血縁者のなかで何らかの飲酒問題を起こしていた人がいなかったかなどについても教えていただけますか？

**患者の生活環境，生活史，家族歴，現病歴，飲酒歴などについて聞く**

　これらを詳しく聴取することで，患者のアルコール依存症の進行過程，患者が抱えている葛藤，患者の性格など，医療者には患者の全体像が見えてくる．

　なお，多忙な一般医が短時間で減酒外来を行わざるを得ない場合などでは，これらの詳しい病歴聴取は省略可能である．

主治医：AUDIT というスクリーニングテストを，私と一緒に行っていただいてもよろしいですか？　AUDIT は，WHO が作成したアルコール使用障害の重症度を特定するテストです．

**患者と一緒に AUDIT を行う**

　診察前に，患者に AUDIT を自分で記載してもらう形（自記式）を取っている医療施設もあるが，当院では，必ず主治医が患者とともに診察のなかで AUDIT を行っている（問診式）．問診式の場合，中立的・共感的な雰囲気のなかで AUDIT を行うべきであり，誘導尋問などは避けるべきである．

患者：だいぶ点数が高そうですね……．

主治医：そうですね．27点ありますから，決して低くはないですね．A さんの病状についての私の見解をお話しする前に，まずアルコール依存症という疾患そのものについての説明をさせてもらってもいいですか？

**アルコール依存症についての疾病教育を行う**

　減酒外来において，患者に医学的知識を与えることは極めて重要である．アルコール依存症は否認の疾患であるが，それ以上に偏見にまみれた疾患でもある．多くの患者は，「アルコール依存症＝飲んで暴れる人＝仕事をしていない怠け者」といった偏見を持っている．患者に正しい医学的知識を提供し，患者から偏見を取り去るところから，減酒外来はスタートする．

　説明すべき内容は以下である．

①アルコールは依存性薬物であり，アルコール依存症は誰でもなり得る生活習慣病の一つである．

②アルコール依存症の本体は，慢性的かつ不可逆的に進行していく飲酒コントロール障害である（筆者はしばしば「ブレーキの壊れた車」の喩えを用いる）．

③飲酒コントロール障害のため，身体的問題，精神的問題，家庭内問題，仕事上の問題，社会的問題，経済的問題などが，次第に顕在化するようになる．

④一定期間の禁酒はできるが，再飲酒すると，大量飲酒に戻ってしまう．

⑤連続飲酒や山型飲酒サイクルなどの特徴的な病的飲酒行動が，しばしば出現する．

患者：先生の説明を聞くと，飲酒コントロール障害であるとか，山型飲酒サイクルであるとか，確かに私にぴったりと当てはまりますね．ドヤ街みたいなところで飲んで暴れている人がアル中だと，私は勝手に思い込んでいました．

主治医：それではこれらの医学的知識に基づいて，A さんの病状についての私の見解をお話ししたいと思います．

患者：よろしくお願いします．聞くのがちょっと怖いですけどね．

## 診断結果を患者にフィードバックする

　医療者は患者に対して，客観的な根拠とともに，「アルコール依存症である」と診断したことを明確に示すべきである．先に行ったアルコール依存症についての一般的な説明をベースに，患者が示している一つ一つの症状について説明していく．中立的・共感的な態度が重要である．

　アルコール依存症の診断は，基本的には ICD-10 あるいは ICD-11 の診断基準に基づいて行われる．しかし筆者の場合，AUDIT を使って患者に説明することが多い．医師の評価によって成り立っている ICD の診断基準よりも，飲酒頻度，通常飲酒量，多量飲酒の頻度など，実際の事実から成り立っている AUDIT のほうが，患者は実感しやすいからである．

　武藤らは，AUDIT の各得点の意味づけを行い，AUDIT 7 点を「一般住民 50 歳代男性の平均点」，15 点を「アルコール性肝障害患者の平均点」，20 点を「アルコール依存症を疑う」，24 点を「アルコール依存症患者の平均点」としている[1]．また，尾崎らは，AUDIT 15 点以上を「高レベルのアルコール問題者」，20 点以上を「アルコール依存症の疑い者」とし，2018 年におけるそれぞれの推定人口を算出している[2]．

　医療者は，患者に AUDIT の点数（この患者の場合，27 点）を示すとともに，これらについても説明を行う．

　このように丁寧に説明していくと，患者は「自分は確かにアルコール依存症である」と納得してくれることが多い．患者は，たまたま飲みすぎて失敗したのではない．飲酒に対するコントロール能力を失いつつあるため，必然的に失敗したのである．「自分は飲酒コントロール障害である」という自覚があって，初めて減酒外来は成立する．

患者：うーむ……．私はアルコール依存症なんですね……．言われてみると確かにそうかもしれません．ちょっとショックですけどね．

主治医：それでは次に，治療方針の説明に移ってもよろしいでしょうか？

患者：はい．

主治医：もっとも安全な治療法は断酒です．残念ながら「ブレーキの壊れた車」のブレーキを治すことは，現代の医学では不可能です．断酒とは，その車から降りるということです．断酒というと，「自分には絶対に無理」と思われるかもしれませんが，いざ始めてみると意外に続けられている方も多いですよ．

患者：断酒ですか……．仕事の付き合いとかもありますしねー．お酒を減らしていくという治療法はないのですか．

主治医：まだわが国で始まったばかりですが，減酒外来という治療法もあります．絶対に成功するとは言えないのですが，ひとまず減酒外来でやっていくということは可能ですよ．

患者：自分がアルコール依存症であり，断酒が必要だということは，先生のご説明でよくわかりました．でも今の段階で，断酒はちょっと難しいです．減酒外来でお願いできますか．

## 患者と相談しながら治療方針を決める

　治療方針を決めるうえで重要なことは，患者自身の選択を尊重するということである．減酒治療であれ断酒治療であれ，治療の主体は患者本人であり，医療者が無理やり減酒や断酒を強要することはできない．医療者のすべきことは，患者に客観的な知識や医学的助言を与えながら，患者に伴走していくことである．

　また，どちらの治療法を選択したとしても，あくまでも暫定的な方針であり，途中で変更可能であるということを保証しておくべきである．減酒から開始したが途中から断酒に切り替わる人もいれば，逆に断酒から始まり途中から減酒に戻りたいと希望する人もいる．

　減酒治療と断酒治療は別個の治療法ではなく，フレキシブルに互いを行き来できるものである．患者のその時の状況や心境に合わせて，治療者は柔軟に，これらを使い分けていく（これらの経過については，症例6で示す）．

主治医：それではとりあえず減酒外来で始めましょう．

患者：よろしくお願いします．

主治医：まず，純アルコール量への換算式というものを覚えていただきます．お酒には様々な種類がありますから，A さんが飲まれたアルコール飲料のなかに，どのくらいの純アルコールが含まれているかを計算してほしいのです．

### 純アルコール量への換算式を教える

「そのアルコール飲料の体積」×「そのアルコール飲料の濃度」× 0.8（比重）という式で，純アルコール量は簡単に計算できる．5%ビール500ml のなかには，500ml × 0.05 × 0.8 = 20g の純アルコールが含まれている．25 度焼酎 100ml の場合も，100ml × 0.25 × 0.8 = 20g となる．2021 年からは，各アルコール飲料のパッケージに，含まれている純アルコールのグラム数が表示されるようになった．

主治医：では次に，減酒目標を立てましょう．厚労省が第一次健康日本21 で示している「節度ある適度な飲酒」は，「男性の場合は 1 日平均 20g程度の飲酒」となっています．また多量飲酒は，「1 日平均 60g を超える飲酒」となっています．先ほど伺った A さんの通常飲酒量ですと，ビール 500ml × 1 缶 と 焼酎 5 杯 と い う こ と で す か ら，500ml × 0.05 × 0.8（20g）＋ 500ml × 0.25 × 0.8（100g）と計算して，だいたい 1 日あたり120g 程度を飲んでいることになります．これは多量飲酒の 60g の 2 倍ですから，かなり多いと言わざるを得ませんね．

患者：私はそんなに飲んでいるんですか．自分としては普通だと思っていました．

主治医：減酒目標はどうしましょうか．1 日 20g でやっていけそうですか．

患者：20g というと，ビールロング缶 1 本だけということですよね．それはちょっと……．

主治医：どのくらいならできそうですか．

患者：ビールを350ml缶1缶にして，そのあと焼酎を2杯くらいなら，なんとかできるかもしれません．

主治医：ビール14g＋焼酎40gで，合計54gですね．休肝日は作れそうですか．

患者：休肝日は難しいかもしれませんね．想像がつきません．

主治医：では減酒目標は，暫定的に「1日飲酒量は最大でも60g未満まで」ということにしましょう．医学的にはだいぶ甘いですが，これならできそうですか．

患者：それなら何とかできそうな気がします．頑張ってみます．

**実現可能な減酒目標を定める**

　減酒目標を決めるうえでは，「実現できそうな目標にする」「あくまでも暫定目標であり流動的に変化させていく」などが重要である．これらに加えて，「本人の主訴に対応した目標にする」ということもポイントになるだろう．これは，減酒外来の目標の一つであるハームリダクション（飲酒による害を可能な限り低減させること）と密接に関係している．

　この患者のように，ブラックアウトして問題行動を起こしてしまうことが主訴（ハーム）の場合は，休肝日を作ることよりも，1回あたりの最大飲酒量を低く抑えることが，ハームリダクションを図るうえで重要な鍵となるだろう．逆に，ブラックアウトによる問題行動は起こさないが肝機能障害などが主訴である患者の場合は，とにかく総飲酒量を減らすことが必要であり，休肝日を1日でも多く作ることが優先されるだろう．「主訴にこだわる」ということは，減酒目標を決定するうえでも重要な目安となる．

主治医：次に減酒日記について説明します．毎日の飲酒量を記録して，毎回の受診の時に持参してほしいのです．手帳やノートなどに記録してもいいですが，スマートフォンで記録できる便利な減酒アプリがいろいろ開発されています．ダウンロードは無料でできます．

**減酒日記について説明する**

　筆者の場合は，沖縄県が作成した「節酒カレンダー」や大塚製薬株式会社が作成した「減酒にっき」などを使用することが多い．アルコール飲料の種類と飲んだ量を入力すれば，先述した換算式に基づき純アルコール量に自動換算してくれる．初診の場で，筆者自身のスマートフォンでデモ用の減酒日記を開き，患者に使い方を説明する．時にはその場でダウンロードしてもらう．

主治医：薬についてはどうしましょうか．セリンクロ®という，アルコール依存症に対する飲酒量低減薬（減酒薬）が発売されています．毎日，服薬することも可能ですし，多量飲酒しそうな日だけ頓服するという形でもかまいません．セリンクロ®を使用しないで減酒を継続されている方も多いですので，絶対に薬が必要というわけではありません．

患者：そんな薬があるのですね．できれば試してみたいですね．

**セリンクロ®を使用するかどうか決める**

　セリンクロ®は非常に減酒効果の高い薬だが，その一方で，（とくに投与初期に）悪心，めまい，眠気などの副作用も出現しやすい．そのため処方する際には，これらの副作用について，患者に充分な説明を行っておくべきだろう．

　筆者の場合，副作用を避けるために，初回は 0.25 錠（2.5mg）〜 0.5 錠（5mg）から開始することが多い．2 回目以降の外来診察で，効果や副作用を見ながら用量を調整していく．（セリンクロ®は，動物実験において皮膚感作性が報告されているため，錠剤の分割や粉砕は，添付文書上は推奨されていない．）

主治医：減酒外来についての説明は以上になります．何かご質問はありますか．

患者：いえ，大丈夫です．丁寧に説明していただきありがとうございまし

た．頑張ってみます．

主治医：それでは次回はいつにしましょうか．1ヶ月後あたりでご都合の
つく日はありますか．

### 次回の診察日を決める

　いまだアルコール依存症のレベルまで至っていない大量飲酒者であれ
ば，合計3回程度のブリーフインターベンションにて，減酒を継続させ
る充分な効果があるかもしれない．しかしアルコール依存症のレベルに
ある患者に対して行う減酒外来の場合は，より長期的な介入が必要とな
る．「ブレーキの壊れた車」である患者は，いつ暴走を始めるかわから
ないからである．通院頻度は，当院の場合，月に1〜2回程度に設定す
ることが多い．

　付言すると，初診時に，血液検査を行うことも多い．血液検査の所見
は，治療方針を選択していくうえで，一つの大きな指標になる．たとえ
結果が悪い場合でも，減酒外来を続けていくなかでデータが改善してい
けば，患者自身の大きなモチベーションにもなる．

## 2回目診察

主治医：初診から1ヶ月経ちましたが，減酒はうまくいっていますか．減
酒日記は付けていますか．

患者：一応，毎日，付けています．ぽちぽちというところですかね．こん
な感じです．（スマートフォンを主治医に見せる）

主治医：では拝見させていただきます．（以下，省略）

### 2回目以降の診察の要点

　2回目以降の診察で行うべきことは以下である．

①初診時（あるいは前回）に行った血液検査データを患者に見せて，身
　体状態の評価を患者にフィードバックする．

②減酒アプリを見ながら，患者と一緒に減酒状況を確認する．

③減酒ができているようであれば，そのことを評価する．

④減酒ができていない場合も，批判することなく患者を励ます．

⑤セリンクロ®を使用している場合は，その効果，副作用などについて尋ねる．

⑥初診時に聴取した患者の主訴が，どの程度改善しているか（ハームリダクションができているかどうか）を尋ねる．改善している場合はそのことを評価する．

⑦患者の主訴が改善していない場合は，批判することなく患者を励ます．適宜，断酒治療開始への動機付けを行う．

　その後の経過を追記すると，この症例は，外来開始1年後の時点で，ほぼ減酒を継続できている．AUDIT（再検）は14点に改善している．

**参考文献**

1) 武藤岳夫ら. アルコール依存—対象の拡大と新しい治療法. 精神医学. 2018; 60(2); 121-129.

2) 尾﨑米厚ら. アルコールの疫学—わが国の飲酒行動の実態とアルコール関連問題による社会的損失のインパクト. 医学のあゆみ. 2020; 274(1): 34-39.

## 症例6　減酒治療と断酒治療の間で揺れ動いた例

症例　初診時44歳　男性　会社経営

家族構成：妻との二人暮らし

生活史・現病歴：大学時代から機会飲酒を開始．大学卒業後，テレビ局に就職．毎日飲酒するようになり，しだいに飲酒量も増えた．

　20代後半より，しばしば飲みすぎてブラックアウトすることを認めた．35歳の時に映像制作の会社を起業し，独立した．37歳の時に現在の妻と結婚した．当時から週に3〜4回飲み会があり，月に1回

程度，泥酔して帰宅した．42 歳頃からブラックアウトする頻度が増えた．自宅の廊下で全裸で寝ていたり，尿失禁してしまうことも認めた．朝から飲酒することも多くなった．本人は受診を拒んでいたが，妻に説得されて，しぶしぶ当院を初診した．飲酒頻度は毎日．飲酒量は，自宅では 80g 以上 / 日，飲み会では 200g 以上 / 日．

## 初診時診察

本人と妻が二人で受診．

### 主訴

**本人**：強いて言えば飲みすぎですかね．でも酒を飲む人であれば，失敗は誰にでもあるんじゃないですかね．妻がしつこく言うものだから今日は来ただけで……．（ややふてくされた態度）

**妻**：お酒の失敗がここ数年で急激に増えてきている気がします．路上で寝てしまってひかれそうになったり，マンションの下の階を自宅だと思い込み深夜に何回もチャイムを鳴らしてしまったり……．仕事で飲み会があるのは仕方ないと思いますが，取り返しのつかない事故を起こさないか心配で……．

### 初診時の身体状態

人間ドックの結果を持参．AST：98，ALT：56，$\gamma$-GTP：274．中性脂肪：544 など．当院でも血液検査を行った．

### 初診時の精神医学的検査

ICD-10 にて，6 項目該当．AUDIT：35 点．

**主治医の対応**　症例 5 と同様の手順にて，現在の飲酒状況の聴取，生活歴や現病歴の聴取，AUDIT などを行った．さらにアルコール依存症に対する疾病教育を行ったうえで，「アルコール依存症であると思われる」と説

明した．断酒治療の開始を勧めた．

**本人**：飲酒コントロール障害であると言われれば，確かにそうかもしれませんけど……．断酒とか俺には絶対に無理ですね．減酒であればやってみてもよいかなあ．休肝日なら作れるかも．（深刻さに乏しく，他人事という印象）

**妻**：本当は断酒してほしいですけど，この人には無理だと思います．先生のところに通院して，ほどほどに飲んでくれるのであれば……．

## 治療方針

　暫定的に，減酒外来にて，治療を開始することになった．本人および妻と相談し，具体的には以下の方針となった．

①毎日，スマートフォンで減酒日記を付ける．

②毎月1回，外来受診し報告する．

③減酒目標は，「飲酒頻度は週に5回まで」「1回飲酒量は基本的に40gまで」「飲み会などの特別な時でも最大60gまで」．

④セリンクロ®を処方した．

## 2回目診察

　本人と妻が二人で受診．

**主治医の対応**　初診時に行った血液検査のデータを見せ，説明する．（以後の外来経過のなかでも定期的に血液検査を行った．）

**本人**：記録を始めましたよ．今のところ減酒目標は守れていると思いますよ．（主治医と本人とで減酒日記を確認する．）セリンクロ®は使いませんでした．

**妻**：頑張ってくれていると思います．

**主治医の対応**　肯定的に評価．

## 3回目診察

本人のみ受診.

本人：まあまあですね. ときどき100gを超えてしまいますけどね. 自分としてはよくやっていると思いますよ.（減酒日記では150g以上のことも多い. 記録忘れも目立つ.）
主治医：セリンクロ®は試してみましたか？
本人：3回くらい服薬してみました. テンションが下がる感じで, 効果はあるような気がします. でも減酒は自分の力でできますし, 薬にはあまり頼りたくないですね.

## 4回目診察

外来の無断キャンセルが続いていたが, 3ヶ月ぶりに妻とともに受診する. 本人は左足をギプス固定し, 松葉杖を使用している.

本人：ちょっと飲みすぎてしまって…….（ばつの悪そうな表情）
妻：飲み会の帰り道に階段から転落したようです. 救急車で運ばれました. 左足の腓骨骨折との診断でした. 骨折はこれで3回目です.
本人：いやあ, お恥ずかしい.
妻：いつのまにか, 毎日大量にお酒を飲む生活に戻ってしまっていました. 減酒日記も付けなくなってしまって……. 事故のあと, 本人とよく話し合って, きちんと外来に通ってもらうことになりました.
本人：さすがに反省しました. きちんと通院しますので, よろしくお願いします.
主治医の対応　再受診されたことを肯定的に評価. アルコール依存症に対する疾病教育を再度行う. 断酒治療を勧めてみるが, やはり拒否的. 減酒治療を再開した. 初診時に決めた減酒目標を再確認した. セリンクロ®も再処方した.

## 5 回目診察

本人のみ受診.

**本人**：おおむね減酒目標は達成できていると思います．セリンクロ®もときどき飲んでいます．
**主治医の対応**　肯定的に評価．油断しないように注意した．

## 6 回目診察

本人と妻が二人で受診.

**本人**：またやってしまいました．親しい友人と軽く飲むつもりが飲みすぎてしまって……．おそらく 200g 以上は飲んだと思います．セリンクロ®は飲み忘れていました．帰り道に路上で寝てしまって，警察官に保護されました．家まで送ってもらったのですが，記憶はほとんどないですね．
**妻**：やはりうちの主人には，減酒は無理なのかもしれないですね．
**主治医の対応**　アルコール依存症についての疾病教育を再度行う．妻の言うとおり断酒治療に切り替えたほうがいいかもしれない，と意見.
**本人**：断酒はちょっと……．もうしばらく減酒に挑戦させてくださいよ．

## 7 回目診察

本人のみ受診.

**本人**：今回はうまくできました．酒を飲む日は必ずセリンクロ®を服薬するようにしています．飲酒した日も 60g を超えませんでした．
**主治医の対応**　肯定的に評価.

## 8回目診察

本人のみ受診.

**本人**：おおむね目標を守れていますが，ときどき無性に飲みたくなって，妻に隠れて夜中に飲んでしまうことがありますね．先生だから正直に言いますけど.

**主治医**：そのことを減酒日記には記録していますか？

**本人**：妻に減酒日記を見られると，ばれてしまいますので，隠れ飲みをしたときの記録は付けないようにしています.

**主治医**：「減酒日記は奥様は見ない」というルールにして，飲みすぎてしまった日も正直に記録したほうがいいですよ.

## 9回目診察

本人と妻が二人で受診.

**本人**：先生，ごめん．失敗しちゃった．妻が所用で外泊した土日に，急に飲みたくなってしまって……．それで飲み始めたら，止まらなくなっちゃった．よく覚えていないんですけど，レシートを見ると，記憶がないまま何回も酒を買いに行っていたみたいで…….

**妻**：日曜日に帰ってきたら，泥酔して玄関で眠り込んでいたんです．さすがに頭にきて，寝ている夫を蹴飛ばして，さらに夫の頭にコップで水をかけてしまいました．そんな自分が嫌になり，何日間か実家に帰っていました.

**本人**：それ以降はさすがに反省して断酒しています．数日間は眠れませんでしたが，今はほぼ眠れています．できれば断酒を続けてみようかと思っています.

**主治医の対応**　断酒の決意をしたことを肯定的に評価し，支持する．治療方針を断酒の継続に切り替えた．当院の断酒デイケアにときどき参加してみることを勧めた.

本人および妻と相談し，断酒治療の進め方は以下となった.
①毎月2回，外来受診する.
②診察の日にデイケアにも参加する.
③再飲酒してしまった場合は，主治医に正直に話す.
④セリンクロ®は中止とし，今後，アカンプロサートの使用も検討する.

## 10回目診察

　本人のみ受診. 当院のデイケアに初参加する. デイケア終了後, 面談する.

患者：断酒を続けています. 調子はいいですね.
主治医：デイケアはどうでしたか？
患者：休業している人や，仕事を探している人など，いろいろな人がいるのだなと思いました. 自分の場合，仕事はきちんとできていますので，あの人たちとは違うという気持ちも正直ありますけどね.
主治医：定期的にデイケア参加することで，新しい発見があるかもしれませんよ.

## 11回目診察

　本人のみ受診. デイケアに2回目の参加. デイケア終了後, 面談する.

患者：断酒はできています. 断酒1カ月になりますね. ときどき飲みたくなることはありますけどね.
主治医の対応　支持的に傾聴.

## 12回〜14回目の受診

　本人のみ受診. 断酒を継続していた. デイケアへの参加はなかった.

## 15 回目診察

　本人と妻が二人で受診.

本人：すみません．またやらかしてしまいました．大学時代の友人に偶然
会ってしまって，つい飲みに行ってしまったんです．そうしたら酒が止ま
らなくなって，帰りのタクシーのなかで泥酔して寝込んでしまったようで
す．目が覚めたら警察でした.

妻：主人の両親とも相談しました．入院させることも考えています.

本人：いやいや，入院だけは勘弁してください．仕事が回らなくなってし
まいますから.

**主治医の対応**　入院治療を勧めるが，仕事を理由に拒絶が強かったため，
断酒の再開およびデイケア参加の継続とした.

## 16 回目診察

　本人のみ受診．デイケアに参加．デイケア終了後，面談する.

患者：断酒しています．デイケアに参加している人たちの言っていること
がわかってきました．自分も飲酒コントロール障害なのだと改めて気づき
ました．うぬぼれていましたね．2 年も 3 年も断酒を続けている人はすご
いなと正直に思いました.

**主治医の対応**　患者の気づきを肯定的に評価.

## 17 回目診察

　本人のみ受診．デイケアに参加．デイケア終了後，面談する.

本人：断酒を再開して 1 カ月になります．妻との関係も良くなってきまし
た.

## 18 回目診察

本人のみ受診．デイケアに参加．デイケア終了後，面談する．

本人：断酒を続けています．身体が軽くなり，朝の目覚めもいいですね．

## 19 回〜21 回目診察

本人のみ受診．デイケアには 2 回参加した．断酒を継続できており，断酒生活は軌道に乗ってきているように見えた．

## 22 回目診察

本人と妻が二人で受診．

本人：実は先生に折り入って相談があるんです（申し訳なさそうに切り出す）．妻ともじっくり話し合ったのですが，やはり減酒で行きたいんです．減酒日記と通院は絶対に継続しますから．飲み会も当面はすべて断りますから．

妻：私が甘いのかもしれませんが，本人の意思を尊重しようと思います．

**主治医の対応**　アルコール依存症についての疾病教育を再度行う．「本来は断酒が望ましい」と説明したうえで，減酒治療に戻すこととした．減酒治療を再開するにあたっての目標などを以下のように再設定した．

①当面は毎月 2 回の受診を継続

②減酒日記を再開する

③減酒目標は，「飲酒頻度は週に 2 回まで」「1 回飲酒量は最大 40g まで」．

④セリンクロ®を再開する．

⑤万が一，隠れ飲みをしてしまった場合でも，必ず減酒日記に記録し，主治医に報告する．

⑥今後，減酒がうまくいかない場合は，再び断酒治療に切り替えることを，本人，妻，主治医の 3 者で検討する．

## 23回目診察

本人：減酒を再開しています．と言っても飲酒するのは週に1回くらいですけどね．久しぶりにお酒を飲みましたが，期待していたほどおいしくはなかったですね．

　このまま減酒でやっていけそうな気もしますし，やっぱりどこかで失敗する気もします．万が一，失敗した場合も，先生には正直に報告しますよ．あまり自分のことを過信せず，先生に定期的に見守ってもらわないとね．なにせ俺は「ブレーキの壊れた車」だからね．（にやりと笑う）

**本症例についての考察**
　多くのアルコール依存症患者は，減酒と断酒の間を絶えず揺れ動いている．医療者が，減酒治療と断酒治療という二つの治療的選択肢を持っていることで，医療者は中立的かつ共感的に，揺れ動く患者に対して柔軟に対応することが可能になる．

　なおこの症例は，その後，6ヶ月間に渡り，減酒を続けられている．飲酒頻度は週に2回程度，1回あたりの純アルコール摂取量は30〜40g程度（ときに60g程度）である．

　むろん，この患者がこの先も減酒を継続できるかどうかはわからない．しかし全治療経過を通じて，患者が医療者に対して信頼感を持ち始め，それと並行して「自分は飲酒をコントロールすることができない」という病識が育ってきていることにも注目してほしい．

# 3 産業医の介入事例

　産業医として嘱託，専属いずれとしても企業に入り活動すると，少なからずアルコール問題に関わることがある．特に健康診断は介入のきっかけとなるし，社会的な問題が顕在化した時にまず相談がくる立場でもある．

　その時，産業医は①内科（消化器内科），精神科との連携のハブになることもできるし，②時間をかけた状況聴取，教育提供も可能で，③そもそも問題飲酒行動をとることとなった原因への介入や仕事の負担の配慮にも意見できる．そして社員として雇用されている限り，④呼び出して継続したフォローも可能である．

　これらの利点が問題飲酒者への介入に非常に役に立つことが多く，今回はその典型的事例を紹介する．

## 症例7 健康診断で肝機能異常を指摘され指導したが改善なく悪化し，3領域で連携した例

症例　56歳　男性　会社員

家族構成：妻と子供（次女．中学3年）と同居．長女は大学3年で東京在住．近所に妹夫婦が住んでいる．血縁者に特記すべき精神科的遺伝負因を持つ者なし．

生活歴：四年制大学を卒業後，22歳よりA社に入社．以来技術職としてエネルギー分野のキャリアを積み，54歳から環境・エネルギー分野の統括課長となった．

主訴：無断欠勤を繰り返す（上司が連絡をとっても泥酔している雰囲気）．

### 1回目面談　検診事後措置（状況聴取，指導，紹介）

52歳の健康診断で肝機能異常（AST/ALT 152/187，$\gamma$-GTP 452）を指摘される．焼酎水割り（焼酎5：水5）を4～5杯毎日飲酒しており，産業医が呼び出し面談．妻との関係が良くなく，ストレスで飲んでしまうとの発言あり．傾聴と目標設定（休肝日を週1日作る）で1回目の面談終了．

54歳の健診で肝機能異常に続き血圧，糖尿病（HbA1c 8.6）もあり，呼び出し面談．休肝日が守れておらず，相変わらず妻との関係性が悪いこと（会話が成り立たない，喧嘩ばかりする）がストレス，会社の仕事も環境分野に対し知見がなく，指示を出すのに自分が勉強しなければいけないという考えがあり，苦労していることを聴取．血圧と糖尿病について近医（住居近くの総合病院）を紹介し，飲酒量についても変化がなかったため減量指示して面談終了．紹介状の返信あり，血圧と糖尿病については治療開始された．

## 2回目面談　職場からの相談（内科・精神科との連携）

　55歳の9月，上司から無断欠勤が増えたと連絡あり．電話すると泥酔している雰囲気がうかがえるとのこと．出社したタイミングで産業医面談を急遽設定すると伝え，本人が出社するのを待った．

　出社しないままその二日後，急性アルコール中毒でかかりつけでもある総合病院に緊急入院したと連絡あり．吐血もあった．

　入院中に主治医に産業医から連絡し情報を共有．血小板の減少もあり，肝硬変疑い．吐血もあったため上部消化管内視鏡検査も実施．食道静脈瘤も認められたが，今回の出血はマロリーワイス症候群が原因とのことであった．飲酒については主治医から再三指導したが改善が見られなかったとの情報提供があった．1ヶ月後には退院なので，主治医から退院後翌日には精神科を受診するよう紹介するとともに，断酒の必要性を本人に説明された．

　退院後翌々日に産業医が面談．本人は明日にでも復帰したいと述べるが，産業医からは断酒ができてからでなければ復帰は認められないと説明（精神科には行っていなかった）．本人は妻と少しでも一緒にいたくないため，仕事をすれば少しでも離れられるので復帰を強く希望したが，ストレスコントロールと飲酒コントロールができなければ認められないと説明．併せて紹介された精神科も未受診であったため，受診するように説明した．ただ，妻のキャラクターについて，ルーチンへの固執，変化を極端に嫌う，空気が読めない，理屈に意地でも納得しないなど，発達障害を疑う特徴を聴取したため，本人にその病気の説明と対処法を説明したところ，少し納得がいったようではあった．2週間後に再面談を約束し終了．

## 3回目面談　経過フォロー（減酒外来導入，職場・家庭環境に介入）

　産業面談の4日後，上司に同僚から「コンビニの駐車場で酔いつぶれていた」と情報あり．その翌日に主治医から再入院したという連絡が産業医にあった．産業医から主治医に妻との関係性を伝え，妻以外の家族と相談するよう提案した．

　2度目の退院から3日後，産業医面談実施．退院後は主治医と家族と相談のうえ，妹夫婦の家に居候し，妻と物理的距離を置いた．精神科の受診も産業医から強く勧奨したところ今回は素直に受診，抗酒薬（ノックビン）と眠剤を処方され，退院以来断酒していることを確認した．仕事についても課長職を降り，専門のエネルギー分野のエキスパートとして活用するよう人事的配慮がなされた．

　その後仕事は順調で，断酒も継続して糖尿病の治療が不要となった．妻とは少しずつ会話を再開しているが，別居を検討している．

**解説**

　本症例は産業医の指導のみでは効果がなく，内科（消化器内科），精神科（断酒治療）と連携し，ストレス源まで踏み込んだ対応をしてやっと行動変容，症状の改善に至った事例である．減酒ではなく断酒を改善目標にしていたが，それぞれの領域で情報を共有して同じ治療方針で足並みを揃えることができた点が特筆すべき点であろう．

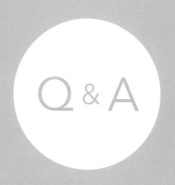

**Q1** どのような場合には，断酒が必要でしょうか

　既存の知見から，アルコール依存症で減酒が可能なのは，依存レベルが低い，飲酒量が少ない，あるいは社会的安定性が高い場合などであると示唆されています[1,2]．わが国におけるアルコール依存症治療の専門家に対する調査でも同様に，低い依存レベル，低い心理的依存性，高い社会的安定性などが指摘されています[3]．一方，断酒の必要な患者は，このような特性の対極にいる患者です．日本アルコール・アディクション医学会ほかによる「飲酒量低減治療マニュアル ポケット版【第1版】」(133頁参照)には，断酒の必要な患者の特性がリストされています．その内容を踏まえて断酒の必要な患者像を説明します．ただし，これは明確なエビデンスに基づく内容ではないので，今後，新たな知見により修正が必要になるかもしれません．

### ①依存レベルの高い患者

　依存レベルは，治療目標として減酒の可能性を示すもっとも重要な要因です．逆に依存レベルが高い場合には断酒とすべきです．依存レベルに関する標準的な評価尺度はありませんが，ICD-10の診断項目の合致度は使用できるかもしれません．例えば，6項目中4項目以上を満たす場合は，断酒を推奨するのはいかがでしょうか．他にAUDITを使用する方法もありますが基準値は示されていません．

### ②重症なアルコール離脱症状（けいれん発作，幻覚症，振戦せん妄など）を示す患者またはその既往歴のある患者

　アルコール依存症の離脱症状の中でも，けいれん発作，幻覚症，振戦せん妄はもっとも重篤な症状です．これらが存在することは依存症が重症であることを示してします．既往歴のある場合も含めて，このようなケースは断酒が必要です．

### ③飲酒に伴って生じる問題が重篤で社会・家庭生活が困難な患者

飲酒に伴って深刻な社会・家族問題を引き起こしている患者はかなりおり，この場合も断酒を治療目標にすべきです．問題の例としては，暴言・暴力，家庭内の DV や虐待，職業上の問題，経済的問題，犯罪などが挙げられます．このなかには，大量の飲酒とは別に，酔い方の異常で暴言，暴力，飲酒運転などを頻回に起こす場合があります．この場合も，断酒を目標とするのが安全です．

### ④臓器障害が重篤である患者

大量の飲酒はほぼすべての臓器障害を引き起こします．断酒しなければ改善の見込めない重篤な臓器障害や複数の臓器障害を引き起こしている場合には断酒の選択しかありません．

### ⑤その他のケース

その他にも断酒を必要とするケースは多いでしょう．患者家族の意見も聞きながら，判断することになりますが，原則的に「減酒については慎重に」という姿勢が重要です．　　　　　　　　　　　　　　　　　　　［樋口　進］

文献　1)　Chase JL, et al. Controlled drinking revisited: a review. Prog Behav Modif. 1984; 18: 43-84.

2)　Dawson DA, et al. Recovery from DSM-IV alcohol dependence: United States, 2001-2002. Addiction. 2005; 100(3): 281-292.

3)　Higuchi S, et al. Acceptance of controlled drinking among treatment specialists of alcohol dependence in Japan. Alcohol Alcohol 2014; 49(4): 447-452.

## 本人は減酒を主張，家族は断酒を主張の場合，どうしたらよいでしょうか

アルコール依存症は本人のみならず，周囲の人，とくに家族に多大な悪影響をもたらします．このような他者への害は，アルコールのみならず依存症一般に認められる問題です．そのため，世界保健機関（WHO）は新

しい国際疾病分類（ICD-11）で，アルコールを含めた物質使用で引き起こされる他者への害も，本人の疾病として認めるようにしています．

　家族は，本人が今まで減酒を何回も試みたがうまくいかなかったこと，たとえ減らせても飲酒状況が不安定であること，少々飲酒量を減らしても状況はそれほど改善しないことなどを見てきているので，減酒治療になかなか同意しません．そのため，外来で本人は減酒を主張するが，家族は断酒を主張する状況によく遭遇します．その場合，どのようにすべきでしょうか．

　基本は，本人のみならず家族の心配や不安について傾聴し，理解を示すことです．そのうえで，本人の依存レベルなどを考慮し，もし減酒達成の可能性があるなら，それを家族に説明します．しかし，断酒が必要な場合でも，患者が減酒を主張することがよくあります．その場合には，まず，本人の依存レベルや飲酒による問題，および家族の意見も踏まえて，本人に断酒を強く勧めます．本人が断酒やそのための治療薬服用，入院治療に応じるなら，その方向で進めていきます．しかし，本人が減酒を主張するのであれば，減酒は本人を治療の場に留めさせる応急的措置で，治療者としては断酒に導きたいと考えている旨を家族に説明することです．なお，断酒が必要な患者が減酒を試みる場合の注意点については，次の質問の回答を参照ください．　　　　　　　　　　　　　　　　　　　　　　〔樋口　進〕

 ## Q3 断酒が必要な患者が減酒を試みる場合の注意点を教えてください

　断酒が必要な患者の特性については，Q1ですでに説明しました．このような患者が断酒に同意せず減酒を試みる場合に，どのような点に気を付けるべきでしょうか．

①まずは断酒を目標にするように説得しましょう．本人も今までの飲酒経験から断酒が必要だと理解はしているが，それに踏み切る決心ができていない場合があります．その際には，時間をかけて説得しましょう．断酒に同意しない場合，減酒はあくまでも暫定的な改善方法で，もし，う

まくいかなかったら，断酒や入院治療に切り替えることの同意を取って
おきましょう．

② 通常，減酒は外来での治療になりますが，その場合，次回の受診を早め
に設定しましょう．次回受診までの時間が空くと，病状の悪化やドロッ
プアウトが懸念されます．受診ごとに，飲酒状況や健康・社会問題を評
価し，断酒に導くようにしましょう．また，ナルメフェンの処方は，次
回の受診率を高める可能性があるので，処方も考慮してください．

③ 断酒が必要な患者の減酒治療の場合，ドロップアウト率が高くなります．
ドロップアウトしないように受診時に伝えておきましょう．家族がいる
場合には，協力を求めましょう．次回受診予定前に飲酒量が減らせず，
健康・社会的問題が改善しないか，さらに悪化した場合には，できるだ
け早く受診するように説明し，同意を得ておきましょう．緊急の場合に
は，近医の受診を勧めておきましょう．

④ ダメ元で結構なので，自助グループの説明と参加を勧めてください．時
に，受診前に参加して目標を断酒に切り替える場合もあります．

〔樋口　進〕

 ## Q4 減酒を継続させるためのポイントを教えてください

　久里浜医療センター減酒外来の調査によれば，外来通院を継続している
人々には，初診時と比較して有意に総飲酒量の低下や大量飲酒日数の減少
が見られていました[1]．そのため，外来通院の継続を促すことが減酒の継
続の要素となり得ます．

　いかにして治療の継続を維持するかについては，まずⅠ部第2章でも述
べたBRENDAを生かした心理社会的治療の活用が有効です（23頁参照）．
BRENDAでは意思決定を患者と共有し，患者の望む方向性の実現を目指
した支援が行われるため，患者が主体性を持って治療の場に参加すること
が治療継続を補強します．

　治療継続からのドロップアウトを防ぐためには，BRENDAの要素のい
ずれもが関わってきますが，とくにA：Assess reaction of the patient to

advice and adjust as necessary for best care（アドバイスに対する患者の反応を見て必要に応じて最良のケアに向けた調整を行う）の実践が重要だと考えます．高すぎる減酒の目標や，患者の現状に無理のある目標設定を提示した場合，それが達成し得なかった時にドロップアウトが導かれることがあります．より低い飲酒量のほうが健康度は上昇し，また低リスクの飲酒パターンの目安は純アルコール量で規定されてはいますが，まず患者の日常生活のなかで達成可能な目標の設定を応援する態度の方が，患者のモチベーションの維持につながり得るでしょう．そのためには，アドバイスに対して患者の反応を見ることの要素が重要です．

　実際の臨床場面では，「その目標は高すぎる」または「目標を達成することができなかった」という患者の反応があれば，それが想定される飲酒リスクの基準を上回っていたとしても，患者の意向に合わせて目標の修正を要するタイミングと言えます．治療者側が正論を抑え，たとえそれが小さなステップに見えたとしても，患者が希望する方向に支援する姿勢で臨むことが，減酒治療および減酒習慣を継続してもらうポイントとなります．

〔湯本 洋介〕

文献　1）　湯本洋介ら．アルコール依存症に対する減酒外来（Alcohol Harm Reduction Program: AHRP）の実践．精神医学．2018; 60(2): 131-139.

 **Q5** 減酒目標でも，それができない場合はどうしたらよいでしょうか

　減酒目標を示していても達成維持が困難な場合は，診断や背景因子を再考することから始めてみると良いでしょう．

　減酒達成の困難さの根底には，アルコール依存症の飲酒のコントロール困難感が強いことが想定されます．初診の際には表出し得なかった症状が経過を通して表出することがあります．例えば減酒を試みようと工夫をしても多量飲酒や飲酒トラブルが起こることがあれば，コントロール困難感が強いという症状が明らかになっているが故の表出と捉えられます．この場合には，コントロール困難感が明らかになっていることを提示し，トラ

ブルを抑止するために断酒の方向性により踏み込んだ対話を行います.

　また，減酒を困難にさせる背景因子への注目も重要です．例えば抑うつなどの精神科的合併症がある場合，合併症のコントロールが不良であれば対処行動としての飲酒も増悪することが考えられます．また，社会的孤立や家族問題などの社会的因子が未解決の場合にも，飲酒行動が目標より進まないケースを経験します．面接ではただ減酒の達成について話し合うだけではなく，過剰な飲酒に至る背景を話題にすることや介入を考慮する姿勢も忘れてはいけません.

　2019 年に関連学会が共同で作成した「飲酒量低減治療マニュアル　ポケット版【第 1 版】」(133 頁参照）では，飲酒量低減の治療効果を 3 ヶ月ごとに判定し，減酒達成が不成功の場合には専門医療機関への紹介が提案されています．先に示したような，減酒の達成が困難な背景に「アルコール依存症の重症度が高い」または「背景因子が存在する」場合，より強度の高い治療が必要なケースと判断し，紹介の判断の材料と考えて良いでしょう.

　一方で，減酒の維持ができないからといって，（緊急の場合を除き）医療者サイドが強固に断酒を主張したり，叱責するような対応をしたりすることは，患者のドロップアウトを招くため望ましくありません．外来や減酒の取り組みを続けていることをねぎらうなかで，断酒目標の共有や専門医療機関への紹介を少しずつ後押しし，患者の変化を待つ対応が理想的でしょう．患者の状況がすぐに変わらなくともその状況に耐える力，いわゆるネガティブ・ケイパビリティの態度を生かし，患者を焦らせることのないよう余裕を持った対話を心がけてください.　　　　　　〔湯本　洋介〕

 **Q6** 減酒治療中の治療薬の使い方に関する注意点を教えてください

　減酒治療中のアルコール依存症に対する各種治療薬使用に関するガイドラインはナルメフェンを除いてほとんど存在しません．したがって，アルコールと各種治療薬との相互作用などを踏まえ，以下のような使用法が示唆されます.

### ①ナルメフェン

　本書のⅠ部第3章「ナルメフェンの効果と適用，副作用」に，その薬理作用，有効性，副作用，使用方法が説明されているので参照ください（37頁参照）．実際には，「飲酒量低減治療マニュアル　ポケット版【第1版】」（133頁参照）に従って使用することになります．ここで重要なことは，最低3ヶ月に1度，その有効性を確認して使用すること，および漫然と使用しないことです．また，アルコール依存症の治療目標として，断酒が最適であることを踏まえ，断酒に導く指導をしていくことにも留意ください．

### ②アカンプロサート，ジスルフィラムなどの断酒治療薬

　アカンプロサートは断酒達成とその維持のために使用される治療薬です．断酒のために処方したにも関わらず，飲酒しながら本薬の服用を続けている場合があります．アカンプロサートの減酒の有効性を支持する研究もありますが，本来の使い方ではないので，減酒への使用は止めるべきです[1]．

　ジスルフィラムやシアナミドといったいわゆる抗酒薬についても，アカンプロサートと同様に，飲酒を継続しながら使用されていることがあります．ジスルフィラムにも減酒に対する有効性を示す研究があります[2]．しかし，飲酒下での使用は，高アセトアルデヒド血症を引き起こすので，臓器に対する悪影響も懸念されます．したがって，減酒目的の抗酒薬の使用も控えるべきです．

### ③他の治療薬

　一番問題になりそうなのは，離脱症状の治療薬として使用されるベンゾジアゼピン系薬物と思われます．アルコールは本薬物と脳のなかで同じ部位に作用することから，双方の耐性を上げ，依存も進行させます．同系薬物や新しいオレキシン受容体拮抗薬も含めて，睡眠導入薬も減酒治療中は使用を控えるべきです．また，その他多くの治療薬については，それぞれのアルコールとの相互作用を踏まえて使用してください．　　　　〔樋口　進〕

文献 1) Plosker GL. Acamprosate: a review of its use in alcohol dependence. Drugs. 2015; 75(11): 1255-1268.

2) Fuller RK, et al. Disulfiram treatment of alcoholism: a Veterans Administration cooperative study. JAMA. 1986; 256(11): 1449-1455.

 ## Q7 運転免許の取得や更新時, 減酒で大丈夫でしょうか

　自動車の運転免許の取得や更新の際には,「一定の病気等の症状に関する質問制度」があり,「質問票」の提出が義務付けられています.

　その質問のなかに, 以下のようにアルコール依存症に関するものがあります.

> 過去1年以内において, 次のいずれかに該当したことがある.
> ・飲酒を繰り返し, 絶えず体にアルコールが入っている状態を3日以上続けたことが3回以上ある.
> ・病気の治療のため, 医師から飲酒をやめるよう助言を受けているにもかかわらず, 飲酒したことが3回以上ある.

　上記のいずれかに該当した場合, 運転免許の取得や更新のためには医師による診断書の提出が必要になります. 診断書の内容は, まず, 病名と所見の記載ですが, ここでアルコール依存症と診断されなければ, それ以上の記載は不要です. しかし, 診断された場合には, 警察庁からの通達により, 以下の3項目を満たさなければ, 免許の取得や更新はできません[1]. また, 下記の条件の1および2については, 最低6ヶ月間継続している必要があります. また, 医師の診断時点で, 下記の3項目を満たしていないが, 6ヶ月以内に満たす可能性がある場合には, その期間は免許の取得・更新が保留・停止となります. さらに, その他の場合には, 更新の拒否または取り消しとなります.

1. 断酒を継続している.

2. アルコール使用による精神病性障害や健忘症候群，残遺性障害及び遅発性の精神病性障害（アルコール幻覚症，認知症，コルサコフ症候群等）のない状態を続けている.

3. 再飲酒するおそれが低い.

　以上のような通達がある限り，アルコール依存症と診断された場合には，免許の取得や更新のためには，最低 6 ヶ月の断酒が必要となり，減酒では対応できません.　なお，減酒の運転免許取得・更新の可能性について，日本アルコール・アディクション医学会および日本アルコール関連問題学会が警察庁と意見交換をしているところです.　　　　　　　　〔樋口　進〕

---

文献　1）　警察庁. 運転免許の拒否等を受けることとなる一定の病気等について.
　　　　　https://www.npa.go.jp/laws/notification/koutuu/menkyo/
　　　　　menkyo20220314_68.pdf

## Q8　これから減酒外来を開設するときのポイントを教えてください

　久里浜医療センターで減酒外来を始めた当初，医師による外来診療（精神科では通院精神療法）のみで開設し，通常の外来受診の流れ以外の特別な準備は要さずにスタートしました.

　その他の減酒外来開設にあたって整えておくと良いポイントを挙げます.　減酒外来は，生活習慣のうちの一つである飲酒について相談する機会となることから，身体問題を受診のきっかけとする人々を想定し，初診時には受診者全例に採血検査を施行しています.　さらにオプションとして腹部超音波検査や，多量飲酒の影響としての物忘れを気にしているケースでは認知機能検査や頭部 CT または MRI を行い，認知機能の評価や器質因の除外を行っています.　これらの飲酒によって生じ得る健康上の問題点をフィードバックするための検査体制を構築しておくことが望ましく，身体や認知機能の状況把握から飲酒習慣の変化のモチベーションを高めることに利用できます.

当初は医師の診察のみで減酒外来を運営していましたが，受診患者のニーズを取り入れ，栄養士による栄養指導を希望者に導入することとしました．飲酒を背景とする高血圧や高脂血症などの慢性疾患を合併している患者も一定数いるため，飲酒習慣と食習慣の改善を併せて取り組むことで，より広い意味での健康維持に介入できるきっかけとなり得ます．また，医師の診察のみであると，とくに再診以降は面接に割ける時間が限られているため，栄養士からの観点も含めた介入をすることでより時間をかけた対話が可能となり，動機付けがさらに高まる印象です．

目標を必ずしも断酒に定めない外来ミーティングの開催も有効であると考えます．当院では認知行動療法のエッセンスを利用し，飲酒習慣の振り返りや減酒のための対処行動をトピックとし，看護師がファシリテーターとなって，参加者の飲酒習慣の変化をシェアする機会を持ちました．外来診療の限られた時間よりも，他スタッフの参加によって通院の継続は大きく後押しされるため，多職種での減酒サポートチームの構築があれば，なお望ましいでしょう．　　　　　　　　　　　　　　　　〔湯本 洋介〕

 **Q9** 減酒外来の実践に必要な条件・スキルは何ですか

減酒外来の実践には心理社会的治療と薬物療法を習熟しておく必要があります．心理社会的治療はⅠ部第2章で述べたBRENDAを参照してください（23頁参照）．

心理社会的治療においては以上のようなテクニカルな側面もありますが，より重要なことは「治療者がどのように患者と関わるか」という点です．担当した治療者によって嗜癖行動への治療効果に違いが生じる事象を「カウンセラー効果」と言います．Carl Rogersのクライアント中心対人関係理論では，患者の変化を促すための要素として，正確な共感性，非支配的な温かさ，真心のこもった態度を挙げています．とくにカウンセラーの共感はアルコール依存症の治療終了後1年の治療結果に50％ほどの影響を与えており，逆に対決技法は高い治療中断率および相対的に不良な治療結果と関連していたとする報告があります．指導的な対応を抑え，批判や叱

責を受けずに患者が安全を感じられるセッティングを準備することが，減酒外来を展開する必要条件であると考えます．

　薬物療法にあたっては，飲酒量低減薬ナルメフェンの処方における薬剤料算定の条件を満たしておく必要があります．厚生労働省の通達による処方条件の一つとして「アルコール依存症に係る適切な研修を修了した医師が（中略），患者に対して説明を行うこと」とあり，適切な研修とは「アルコール依存症入院医療管理加算の算定にあたり医師等に求められる研修に準じたものであること」とされています．また，令和3年10月8日の通達では，一般社団法人日本アルコール・アディクション医学会及び一般社団法人日本肝臓学会が主催する「アルコール依存症の診断と治療に関するe-ラーニング研修」が上記研修に準じたものとして該当すると示されています．e-ラーニング研修は日本アルコール関連問題学会（https://www.jmsaas.or.jp/）のHPよりアクセス可能です．e-ラーニング研修が認められたことによりナルメフェン処方のハードルが下がっており，減酒支援が診療場面でより取り組まれやすくなっています．　　〔湯本 洋介〕

---

文献　1）　ウイリアム・R・ミラーら（著），松島義博ら（訳）．動機づけ面接法　基礎・実践編．星和書店，2007．pp.7-9．

##  Q10　必読の文献，論文，Webリソースなどを教えてください

### 新アルコール・薬物使用障害の診断治療ガイドライン
#### （新興医学出版社 , 2018）

　2003年以降の初の更新が行われた物質使用障害の診断治療ガイドラインです．日常臨床で物質使用障害に関わる様々な場面で役立つように，また早期介入の観点から物質使用障害を専門とする治療者だけでなく，物質使用障害を専門としない精神科医や，他診療科医師やレジデント，多職種医療スタッフにも役立てられる内容となっています．アルコール依存症の治療目標に関する推奨事項に減酒の取り扱いが記載されています．

**飲酒量低減治療マニュアル　ポケット版【第 1 版】**
（日本アルコール・アディクション医学会，日本アルコール関連問題学会，日本
肝臓学会，日本消化器病学会，日本プライマリ・ケア連合学会，2019 年）
https://www.j-arukanren.com/pdf/201911_inshuryouteigen_chiryou_
poket.pdf

　飲酒量低減治療の流れについて，スクリーニングから診断，治療と経過
フォローのフローチャートがコンパクトにまとめられています．Web 上
で閲覧可能です．

**軽症依存症向け短時間外来治療の手引き：ABCDE プログラム**
（AMED 委託開発研究「アルコール依存症予防のための簡易介入プログラム開発
と効果評価に関する研究」ABCDE プログラム作成ワーキンググループ，2019）
https://www.ncasa-japan.jp/pdf/document27.pdf

　多量飲酒者や軽症のアルコール依存症が疑われる患者が外来受診に訪れ
た場合の減酒治療の対応例を，精神科・内科・職域のそれぞれの場面を想
定して症例が解説されています．また，心理社会的治療に応用できる具体
的な減酒スキルのアイデア集や，臨床場面で生じやすい疑問点を Q&A 形
式で提示しています．減酒治療の診療イメージを描くことに役立てられま
す．また，多量飲酒者に向けた短期介入のガイド，ABCD プログラムも
同時に作成されています（https://www.ncasa-japan.jp/pdf/document23.
pdf）．どちらも Web 上で閲覧，ダウンロードが可能です．

Mann K, et al. Reduced Drinking in Alcohol Dependence
Treatment, What Is the Evidence? Eur Addict Res. 2017; 23 (5):
219-230.
　https://karger.com/ear/article/23/5/219/119701/Reduced-Drinking-
　in-Alcohol-Dependence-Treatment

　海外より生じた減酒治療の必要性や，減酒をアルコール依存症の治療に
取り入れた各国のガイドラインの対応，減酒治療や薬物療法のアウトカム
などのエビデンスが網羅的に示されています．減酒治療の歴史を俯瞰する
ことのできる重要な文献です．　　　　　　　　　　　　　〔湯本　洋介〕

**あ**

アカンプロサート　38, 128
悪影響　17, 123
悪性腫瘍　10
アセスメント　15
アセトアルデヒド脱水素酵素　37
アドバイス　23
アドレナリン　60
アルコール依存症　1, 41
──医療　1
──専門デイケア　95
アルコール科　28
アルコール関連死　10, 17
アルコール関連障害　17
アルコール指導　68
アルコール使用障害　6, 88
──特定テスト　30
アルコール消費量　10
アルコール性肝炎　55
アルコール性肝硬変　55
アルコール性心筋症　55
アルコール性認知症　55
アルコール代謝　37
アルコールの健康被害　12
アルコール問題啓発週間　71
アルコール有害使用　55
アルコール有害使用対策プロ
　ジェクト　11
アルコール乱用　16
アルコール離脱症状　61
アルコールリハビリテーショ
　ンプログラム　28
安全性　42
アンタゴニスト　40
アンチ断酒　17
安定　18

**い**

医学的エビデンス　4
医学文献データベース　14
生きやすさ　34
移行例　44
意思決定　125
異常酩酊　8
依存重症度　24
依存症　1
──外来　2
依存レベル　122
遺伝負因　81
飲酒運転　8, 9
飲酒記録　33
飲酒経験　124
飲酒実態　10

飲酒者　10
飲酒習慣　29
飲酒日記　33
飲酒の継続　16
飲酒リスクレベル　37
飲酒量低減　16
飲酒量低減治療の
　フローチャート　51
飲酒量低減治療マニュアル
　ポケット版　51, 133
飲酒歴　98
咽頭癌　55
インポテンツ　9, 55

**う・え・お**

ウェルニッケ脳症　55
うつ　9
運転免許　129
栄養士　131
栄養失調　58
栄養指導　131
遠隔診療　72
エンケファリン　39
応急的措置　124
オピオイドアンタゴニスト　37
オピオイドレセプター　38
オペラント条件付け　13
オレキシン受容体拮抗薬　128

**か**

外傷　10
改善目標　1
介入機会　70
回復支援施設　4
回復目標　1
外来ミーティング　131
カウンセラー効果　131
学習障害　7
隠れ飲み　114
家族　4
家族歴　24, 98
合致度　122
合併症　15
渇望　6, 7
家庭内不和　8
家庭問題　8
がん　9
簡易認知機能検査　91
肝癌　55
肝機能異常　117
肝機能障害　9
関係性　35
肝硬変　9
換算式　101
肝脂肪化の定量評価の指標　49

患者特性　4
眼症状　58
肝線維症　55
関連学会　127

**き**

機会飲酒群　41
危険な飲酒　31
記銘力障害　58
休肝日　26
休職　9, 67
急性アルコール中毒　9
急性胃炎　55
急性膵炎　55
強化　38
共感　23, 82
共感性　131
共感的理解　25
虚血性心疾患　9
記録アプリ　79
禁酒　99

**く**

クライアント中心対人関係理
　論　131
久里浜医療センター　2
グルタミン酸　39
グルタミン酸受容体　60

**け**

経済的損失　12
経済的問題　9
警察庁　129
刑事事件　9
軽症群　7
軽症例　21
軽度アルコール依存症　21
軽度の依存症　3
けいれん　52, 122
血液検査　105
結核　10
血管内皮　57
欠勤　9
血漿中濃度　40
幻覚　52
健康障害　7, 71
健康診断　65
健康度　35
健康問題　7
減酒　1
──と節酒の違い　69
──のアイデア集　32
減酒外来　1, 28
減酒サポートチーム　131
減酒支援　66
減酒習慣　126

減酒スキル・・・・・・・・・・・・・・133
減酒治療・・・・・・・・・・・・・・・・・・1
減酒にっき・・・・・・・・・・・・・・103
減酒補助薬・・・・・・・・・・・・・・2, 4
嫌酒薬・・・・・・・・・・・・・・・・・119
見当識障害・・・・・・・・・・・・・・・58
現病歴・・・・・・・・・・・・・・・・・・98
こ
高アセトアルデヒド血症・・128
降圧効果・・・・・・・・・・・・・・・・57
睾丸萎縮・・・・・・・・・・・・・・・・55
高血圧・・・・・・・・・・・・・・・・・・55
高脂血症・・・・・・・・・・・・・・・・55
公衆衛生学・・・・・・・・・・・・・・48
抗酒薬・・・・・・・・・・・・・・・・・・37
厚生労働省患者調査・・・・・・16
喉頭癌・・・・・・・・・・・・・・・・・・55
行動プラン・・・・・・・・・・・・・・32
行動療法・・・・・・・・・・・・・・・・13
高尿酸血症・・・・・・・・・・・・・・55
交絡因子・・・・・・・・・・・・・・・・17
高リスク・・・・・・・・・・・・・・・・37
ゴール設定・・・・・・・・・・・・・・15
国際連合・・・・・・・・・・・・・・・・8
国内第Ⅲ相・・・・・・・・・・・・・・42
国民健康・栄養調査・・・・・・10
骨粗鬆症・・・・・・・・・・・・・9, 55
個別的治療・・・・・・・・・・・・・・26
コホートA群・・・・・・・・・・・・50
コホートB群・・・・・・・・・・・・50
コルサコフ症候群・・・・・・・・58
コンセプト・・・・・・・・・・・・・・17
コントロール喪失・・・・・・・・97
コンプライアンス・・・・・・・・23
さ
再飲酒・・・・・・・・・・・・・・・・・・67
最終飲酒・・・・・・・・・・・・・・・・61
最終目標・・・・・・・・・・・・・・・・3
再受診・・・・・・・・・・・・・・・・・・34
細胞膜・・・・・・・・・・・・・・・・・・59
サポート・・・・・・・・・・・・・・・・18
残遺性障害・・・・・・・・・・・・130
産業医・・・・・・・・・・・・・・・・・・67
産業医面談・・・・・・・・・116, 118
暫定目標・・・・・・・・・・・・・・103
し
シアトミド®・・・・・・・・・・・・37
シアナミド・・・・・・・・・・・・・・37
事故・・・・・・・・・・・・・・・・・・・・9
自己制御困難・・・・・・・・・・6, 7
自己摂取・・・・・・・・・・・・・・・・40
自殺リスク・・・・・・・・・・・・・・9
脂質異常症・・・・・・・・・・・・・・9

自助グループ・・・・・・・・・・・・4
システマティックレビュー・・14
ジスルフィラム・・・・・・37, 128
失職・・・・・・・・・・・・・・・・・・・・9
疾病教育・・・・・・・・・・・・・・・・99
質問制度・・・・・・・・・・・・・・129
質問票・・・・・・・・・・・・・・・・129
児童虐待・・・・・・・・・・・・・・・・9
指導対象・・・・・・・・・・・・・・・・66
指導方針・・・・・・・・・・・・・・・・69
嗜癖行動・・・・・・・・・・・・・・131
脂肪肝・・・・・・・・・・・・・・・・・・55
死亡率・・・・・・・・・・・・・・14, 47
社会支援・・・・・・・・・・・・・・・・15
社会障害・・・・・・・・・・・・・・・・7
社会的安定性・・・・・・・・・・122
社会的因子・・・・・・・・・・・・127
社会的孤立・・・・・・・・・・・・127
社会的問題・・・・・・・・・・・8, 24
習慣飲酒者・・・・・・・・・・・・・・10
重症度・・・・・・・・・・・・・・・・・・7
集団療法・・・・・・・・・・・・・・・・26
集中治療室・・・・・・・・・・・・・・61
熟眠感・・・・・・・・・・・・・・・・・・62
主訴・・・・・・・・・・・・・・・・・・・・97
純アルコール量・・・・・・・・・・29
　換算式・・・・・・・・・・・・・・101
生涯調整生命年・・・・・・・・・・17
生涯有病者・・・・・・・・・・・・・・16
消化器内科・・・・・・・・・・・・・・71
脂溶性分子・・・・・・・・・・・・・・59
静注チアミン・・・・・・・・・・・・61
小脳変性症・・・・・・・・・・・・・・55
常用飲酒・・・・・・・・・・・・・・・・64
職域・・・・・・・・・・・・・・・・・1, 68
食習慣・・・・・・・・・・・・・・・・131
食道癌・・・・・・・・・・・・・・・・・・55
食道静脈瘤・・・・・・・・・・・・・・55
女性化乳房・・・・・・・・・・・・・・55
処方例・・・・・・・・・・・・・・79, 85
新アルコール・薬物使用障害
　診断治療ガイドライン・・21
新ガイドライン・・・・・・・・・・21
新型コロナウイルス感染症・・64
新規患者・・・・・・・・・・・・・・・・35
神経伝達システム・・・・・・・・39
神経伝達物質・・・・・・・・・・・・59
振戦せん妄・・・・・・・・・・・・・・52
身体の影響・・・・・・・・・・・・・・7
身体の問題・・・・・・・・・・・・・・24
身体の要素・・・・・・・・・・・・・・48
診断基準・・・・・・・・・・・・・・・・6
診断書・・・・・・・・・・・・・・・・129

信用の喪失・・・・・・・・・・・・・・9
心理介入・・・・・・・・・・・・・・・・23
心理社会的アプローチ・・・・4
心理社会的治療・・・・・・・・・・23
心理社会的プログラム・・・・23
心理的アプローチ・・・・・・・・4
心理的依存性・・・・・・・・・・122
心療内科・・・・・・・・・・・・・・・・95
す
膵炎・・・・・・・・・・・・・・・・・・・・9
膵石症・・・・・・・・・・・・・・・・・・55
睡眠障害・・・・・・・・・・・・・9, 62
睡眠導入剤・・・・・・・・・・・・・・62
スクリーニング・・・・・・・・・・12
ストレスチェック・・・・・・・・71
ストレス発散・・・・・・・・・・・・64
スリップ・・・・・・・・・・・・・・・・67
せ
生活環境・・・・・・・・・・・・・・・・98
生活史・・・・・・・・・・・・・・・・・・98
生活習慣病のリスクを高める
　飲酒・・・・・・・・・・・・・・・・11
生活状況・・・・・・・・・・・・・・・・24
生産性低下・・・・・・・・・・・・・・9
精神科・・・・・・・・・・・・・・・・・・71
精神科クリニック・・・・・・・・1
精神科の合併症・・・・・・・・・・24
精神疾患・・・・・・・・・・・・・・・・2
精神の問題・・・・・・・・・・・・・・24
精神の要素・・・・・・・・・・・・・・48
精神病性障害・・・・・・・・・・130
生物心理社会的評価・・・・・・24
世界保健機関・・・・・・・・・・・・2
舌癌・・・・・・・・・・・・・・・・・・・・55
節酒・・・・・・・・・・・・・・・・・・・・13
――と減酒の違い・・・・・・69
節酒カレンダー・・・・・・・・103
節酒指導・・・・・・・・・・・・・・・・65
節酒目標・・・・・・・・・・・・・・・・13
説得・・・・・・・・・・・・・・・・・・・・22
切迫感・・・・・・・・・・・・・・・・・・6
セリンクロ®・・・・・37, 104, 108
　処方例・・・・・・・・・・・79, 85
セロトニン・・・・・・・・・・・・・・39
潜在的アルコール依存症・・100
潜在的問題飲酒者・・・・・・・・72
線条体側坐核・・・・・・・・・・・・39
先天異常・・・・・・・・・・・・・・・・7
専門医・・・・・・・・・・・・・・・・・・2
専門治療施設・・・・・・・・・・・・1
そ
総飲酒量・・・・・・・・・・・・・・・・42
臓器障害・・・・・・・・・・・・・・123

双極性障害 24
総合診療科 4
総合病院 1
相互作用 128
た
対決技法 131
胎児性アルコール・スペクトラム障害 7
胎児発育不全 7
対処行動 127
耐性 6
大腿骨頭壊死 55
第二次健康日本21 21
大脳萎縮 55
ダイノルフィン 39
大量飲酒日数 125
多軸評価 24
他者への害 124
多職種 131
達成維持 126
多動 7
多量飲酒 97
多量飲酒者 2
多量飲酒日 42
短時間外来治療 133
断酒 1
断酒会 67
断酒治療 2
断酒デイケア 95
断酒補助薬 23
ち
遅発性の精神病性障害 130
中等度～重度の依存症 3
長期経過 95
長期継続オープンラベル試験 43
長期的効果 44
超高リスク 37
直面化技法 25
治療ガイドライン 15
治療ギャップ 2
治療継続 23
治療ゴール 14
治療ターゲット 17
治療同盟 25
治療の自己決定権 26
治療のハードル 3
治療目標 1
鎮静効果 60
つ・て・と
通常飲酒量 97
痛風 55
筑波大学附属病院 4

泥酔 113
適度な飲酒 14, 102
適量飲酒 64
転帰 2, 4
転倒 91
動機付け 25
――面接 25
糖尿病 9, 55
頭部CT 130
特異な顔貌 7
特定保健指導 66
ドパミン 39
ドロップアウト 22, 125
な
内服治療 23
怠け者 99
ナルトレキソン 40
ナルメフェン 2, 37, 128
　処方例 79, 85
に
ニーズ 26
二重盲検 41
日本アルコール・アディクション医学会 122
日本アルコール関連問題学会 130
日本肝臓学会 132
入院患者 3
入院治療 124
乳癌 55
尿失禁 107
妊娠経過 7
認知機能検査 130
認知行動療法 28
認知症 9
ね・の
寝酒 64
脳萎縮 9
脳血管障害 9
脳梗塞 55
ノックビン® 37
飲みにケーション 64
ノンアルコール 33
は
パートナー 72
ハームリダクション 15, 17
背景因子 22, 126
発達障害 118
パニック 60
半減期 40
犯罪 123
ひ
非支配的 131

ビタミンB1 58
否認 96
非盲検試験 49
評価軸 24
評価尺度 122
費用対効果 14
病的飲酒行動 99
ビンジドリンキング 59
ふ
不安 60
不安障害 9
フォローアップ 13
副次評価項目 42
腹側被蓋野 39
腹部超音波検査 130
不整脈 55
物質依存症 68
物質使用障害 25
物質使用中心の生活 84
部分アゴニスト 40
不眠症 60
プライマリケア 15
プラセボ 41
ブラックアウト 35
ブリーフインターベンション 2, 14, 105
不利益を感じながらも飲酒 7
ブレーキ 100
へ・ほ
ベースライン 42
ヘルスケア 14
偏見 99
ベンゾジアゼピン系薬剤 61
防衛機制 96
暴言 9
報酬効果 39
法定項目 65
訪問医療化 72
歩行障害 58
ま・む・め・も
末梢神経炎 55
末梢神経障害 9
マロリーワイス 55
慢性膵炎 55
無作為化 42
無断欠勤 118
メタアナリシス 47
メタボ健診 66
免許の取得・更新の保留・停止 129
メンタル 82
目標設定 32
モチベーション 27

門前払い 3
問題飲酒者 14
問題行動 35
や・ゆ・よ
薬剤料算定 132
薬物政策 17
薬物治療 4
薬物動態 40
薬物療法 37
役割分担 72
山型飲酒サイクル 99
有害事象 47
有害使用 8
有害性 6, 18
有所見者 65
用量反応性 42
抑うつ状態 82
欲望 6
ら・り・れ・ろ
ランダム化比較試験 41
離婚 9
離脱 6
離脱症状 6, 59
臨床試験 40
臨床全般改善度 46
臨床全般重症度 46
レグテクト® 38
レコーディング 33
レニン‐アンジオテンシン系 57
連携 69
連続飲酒 59, 59
労働安全衛生法 69

A
ABCDE プログラム 133
Alcohol Quality of Life Scale: AQoLS 46
alcohol rehabilitation program: ARP 28
Alcohol Use Disorders Identification Test: AUDIT 24, 30
alcoholics anonymous: AA 13
ALT 46
AST 65
AUDIT-C 30
B
BRENDA 23
brief intervention: BI 2, 14
C
Clinical Global Impression-Global Improvement:

CGI-I 46
Clinical Global Impression-Severity of Illness: CGI-S 46
controlled attenuation parameter: CAP 49
controlled drinking 13
Cue 40
D
disability adjusted life years: DALYs 17
DrInC-2R 48
drinking risk level: DRL 37
DSM-5 6, 24
DSM-5 物質使用障害 8
DSM-IV-TR 42
DV 8, 9
E
e-ラーニング研修 132
EuroQol 5 dimmension: EQ5D 46
ESENSE1 41
ESENSE2 41
Europian Medicines Agency: EMA 37
F
fetal alcohol spectrum disorder: FASD 7
G
GABA 39
GABA 作動性ニューロン 39
GABA 受容体 59
H
HbA1c 70
heavy drinking day: HDD 42
HIV/AIDS 10
I
ICD-10 6, 24
ICD-10 依存症候群 7
ICD-11 124
ICU 61
individualized behavioral therapy: IBT 13
J
J カーブ 17
M
mental component score: MCS 48
MMSE 91
moderate drinking 14
MOS Short-Form 36-Item Health Survey: SF-36 46
MRI 130

N
NIAAA 14
NICE ガイドライン 14
NMDA 受容体 38
O
OECD 11
one size fits all 26
P
PET 39
physical component score: PCS 48
PTSD 24
Q
QOL 17
R
RCT 41
reduced drinking 15
reinforcement 38
REM 睡眠 62
S
SENSE 41
Sustainable Development Goals: SDGs 8
T
total alcohol consumption: TAC 42
W
World Health Organization: WHO 2
Z
zero tolerance 18
その他
6kPa 49
β エンドルフィン 39
γ GTP 46
δ レセプター 38
κ レセプター 38
μ レセプター 38

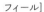

フィール]

樋口 進（ひぐち すすむ）　医学博士
所属： 独立行政法人国立病院機構久里浜医療センター
　　　WHO 物質使用・嗜癖行動研究研修協力センター
専門： 臨床精神医学
　　　物質依存・行動嗜癖の臨床および研究

はじめての減酒治療

2023 年 7 月 15 日　第 1 版第 1 刷　©

編著 …………… 樋口 進　HIGUCHI, Susumu
発行者 ………… 宇山閑文
発行所 ………… 株式会社金芳堂
　　　　　　　　〒 606-8425 京都市左京区鹿ケ谷西寺ノ前町 34 番地
　　　　　　　　振替　01030-1-15605
　　　　　　　　電話　075-751-1111（代）
　　　　　　　　https://www.kinpodo-pub.co.jp/
制作 …………… 有限会社アリカ
組版 …………… 株式会社データボックス
印刷・製本 …… シナノ書籍印刷株式会社

落丁・乱丁本は直接小社へお送りください．お取替え致します．

Printed in Japan
ISBN978-4-7653-1962-1